骨骼保卫战

骨头受伤怎么办

张 斌 胡 辉 主审
林玲珍 主编

江西科学技术出版社
江西·南昌

图书在版编目（CIP）数据

骨骼保卫战，骨头受伤怎么办 / 林玲珍主编. 南昌：江西科学技术出版社, 2025. 7. -- ISBN 978-7-5390-9398-7

Ⅰ. R683

中国国家版本馆CIP数据核字第20255KD064号

骨骼保卫战，骨头受伤怎么办

GUGE BAOWEIZHAN , GUTOU SHOUSHANG ZENMEBAN

林玲珍 主编

出版发行	江西科学技术出版社
社址	南昌市蓼洲街2号附1号 邮编：330009 电话：(0791)86623491 86639342(传真)
印刷	江西千叶彩印有限公司
经销	各地新华书店
开本	889 mm × 1194 mm 1/32
印张	4.75
字数	73千字
版次	2025年7月第1版
印次	2025年7月第1次印刷
书号	ISBN 978-7-5390-9398-7
定价	39.80元

国际互联网（Internet）地址：http://www.jxkjcbs.com 选题序号：ZK2024149 赣版权登字：-03-2025-185

责任编辑：万圣丹 宋 涛 毛晓庆 装帧设计：徐 育 插画设计：王 莹

编委会名单

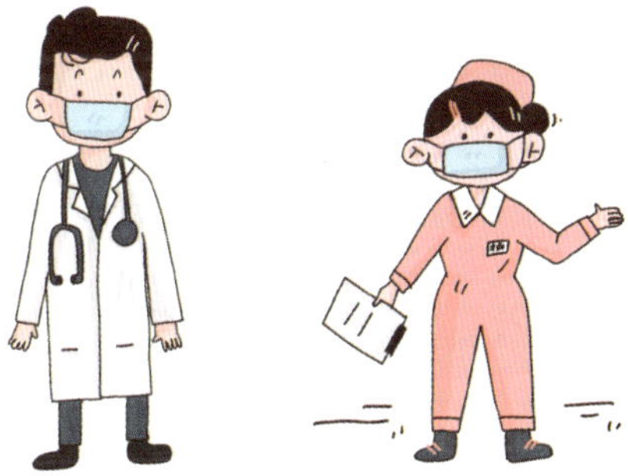

目录

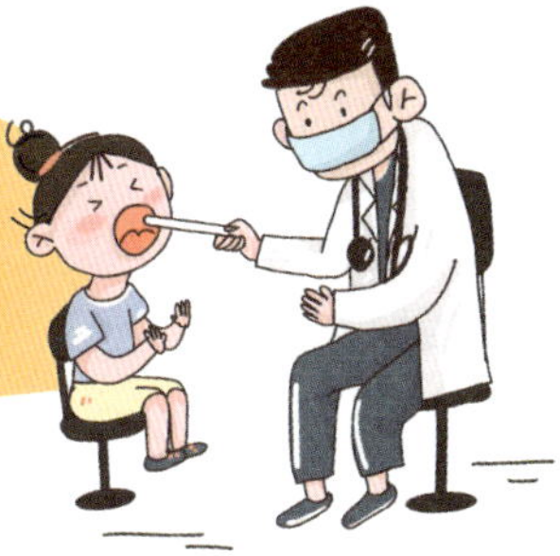

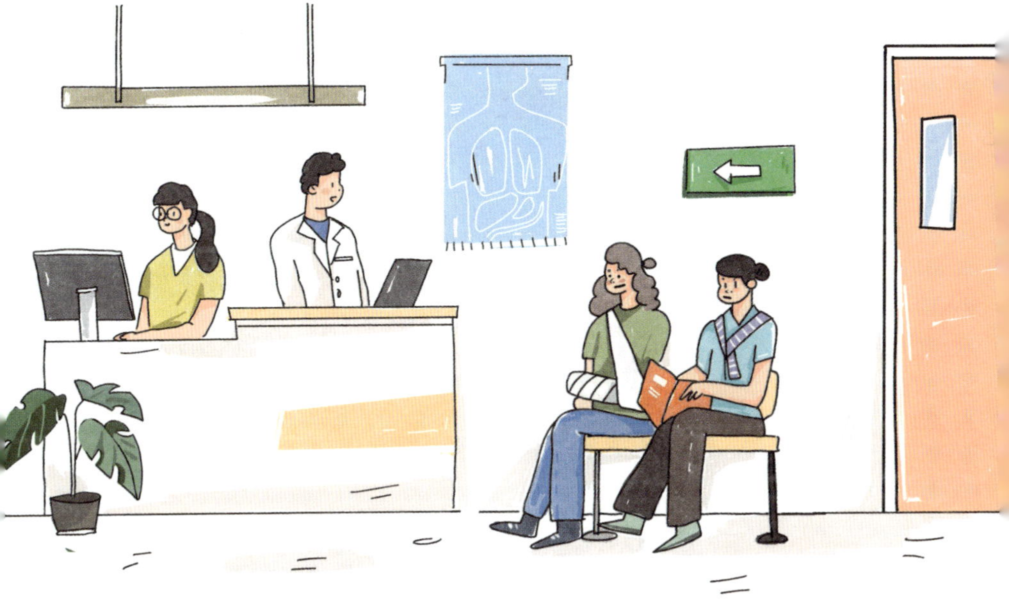

受伤后，如何初步判断有无骨折呢？

骨擦音或骨擦感：如果患者因外力等原因导致骨结构发生破坏，骨折端随着活动会产生摩擦的声音或感觉。

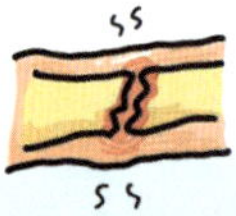

骨擦音

畸形：如果骨折部位在四肢，患者会出现肢体活动受限，严重时肢体会有形态学改变。

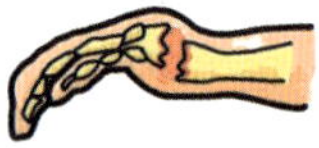

畸形

反常活动：患者可出现骨折部位异常活动，即在非关节部位出现不正常的活动。

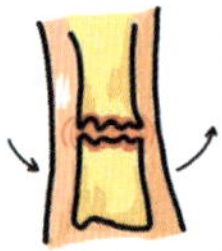

活动异常

答

受伤后，患者可通过是否存在骨擦音或骨擦感、畸形、反常活动初步判断有无骨折。

确诊骨折的金标准是影像学检查，常用的检查方法包括**X射线**、**CT扫描**和**磁共振成像（MRI）**检查等。

软组织急性损伤后，是先冷敷还是热敷呢

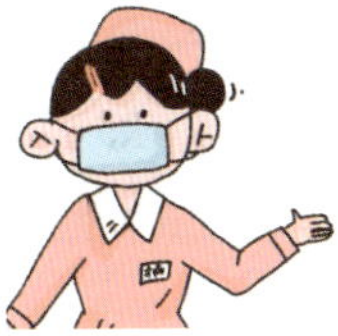

软组织急性损伤在48小时内的处理措施是冷敷。冷敷最主要的目的是减少破裂的毛细血管出血，降低组织液的渗出，减少炎性物质的释放，降低神经敏感性，从而减轻患者的疼痛和肿胀。

答

在转运过程中如何保存离断肢（指）呢

对于离断肢（指），常用的保存方法是用洁净的毛巾或棉布包裹离断的肢（指），外面再套一层洁净、干燥的塑料袋，再将塑料袋放入装有冰块的大容器内。如果没有冰块，可以用冰袋替代。离断肢（指）保存好后，同患者一起立即送医。正确保存离断肢（指），不但是手术顺利进行的关键，而且可以提高离断肢（指）再植成活率。

答

骨折后，现场如何急救呢？

答

发生骨折后，应立即停止活动，遵循以下原则进行急救处理。

四肢骨折急救法

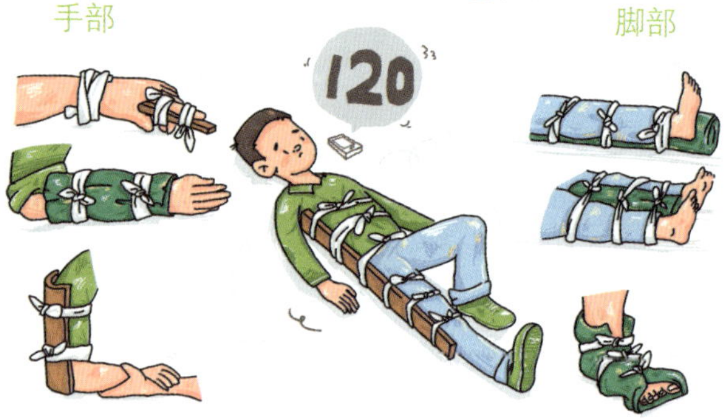

1 四肢骨折无开放性伤口时，应先固定肢体，防止骨折移位。方法如下：用夹板或木板快速固定受伤部位，固定不宜过紧，以能伸入患者 2 指为宜；将衣服、海绵等软物品放在木板和伤肢之间，然后用束缚带绑好，木板长度应超出骨折部位的上下关节。如果没有木板，可以用树枝、擀面杖、雨伞、报纸卷等物品代替。紧急处理后送至医院治疗。

2 四肢骨折合并有伤口时，可用干净的棉布或床单压迫止血。当压迫止血无效时，可用止血带（如橡胶管、布条）环扎伤口上方（近心端）止血。包扎固定过紧可能会引起神经麻痹，甚至组织坏死。原则上包扎时间不要超过1小时。如果需要长时间止血，应每隔半小时松解止血带半分钟，同时记录时间，以暂时恢复远心端肢体的供血。

3 怀疑脊柱骨折时，应尽量避免脊柱移动。如有条件，可使用颈托、腰托等固定器材固定患者头部和腰部。转运患者时，应选择带有固定带的担架。在搬运过程中，也应保持患者脊柱轴线稳定，不要扭转或弯曲，以免造成二次损伤。

高处坠落伤的应急处理有哪些呢？

答

发生高处坠落后，应立即拨打120，并通过以下步骤进行急救处理。

避免移动：高处坠落属于高能量损伤，不管有无外伤，都应避免移动伤员，以免加重损伤。

保持呼吸道通畅：可以让伤员保持平躺，取下假牙，清除口腔内的组织碎片、血凝块、分泌物等。在颈椎未受伤的情况下，可将伤员的头偏向一侧，以免出现误吸的情况。

控制出血：如果出现了出血的情况，可以使用干净的纱布对局部进行按压止血。

保持脊柱稳定：搬运脊柱伤员时，要特别注意保护并固定伤员的颈部、胸腰部脊柱，保持脊柱及躯体在一条轴线上，防止脊柱弯曲扭动，加重伤情。

去除硬物：在搬运过程中要先去除伤员身上及口袋中的硬物，避免对伤员造成进一步的伤害。

保持搬运动作一致且平稳：在搬运伤员的过程中，要保持动作一致且平稳，以避免加重伤员的伤情。

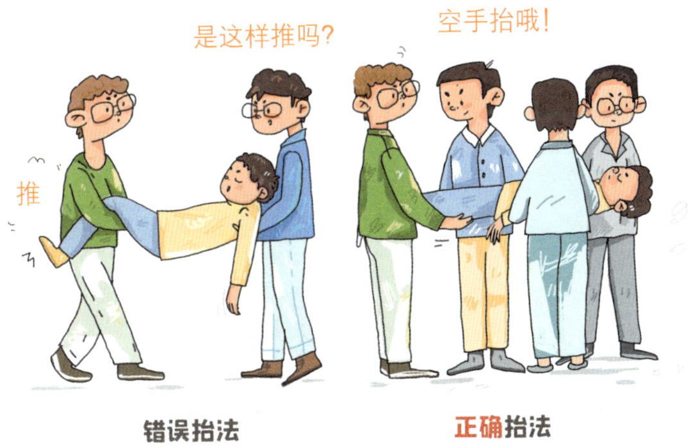

受伤后，常用的急救止血方法有哪些呢？

答

我们不想发生意外，但无法完全避免意外。意外受伤流血后，常用的急救止血方法有以下几种。

直接压迫止血法：用清洁的纱布或布料直接按压在出血部位，以控制出血。此方法适用于较小的伤口。

加压包扎止血法：用干净的纱布或棉布等包扎材料覆盖伤口，并适当加压，以减少出血量。此方法适用于静脉出血和小动脉出血。

指压止血法：用手指压迫出血部位的近心端动脉，阻断血流，达到止血目的。此方法适用于颈部和四肢的动脉出血。

止血带止血法：用止血带（如橡胶管、布条)扎紧伤口的近心端动脉，以达到止血目的。此方法用于四肢大动脉破裂大出血。

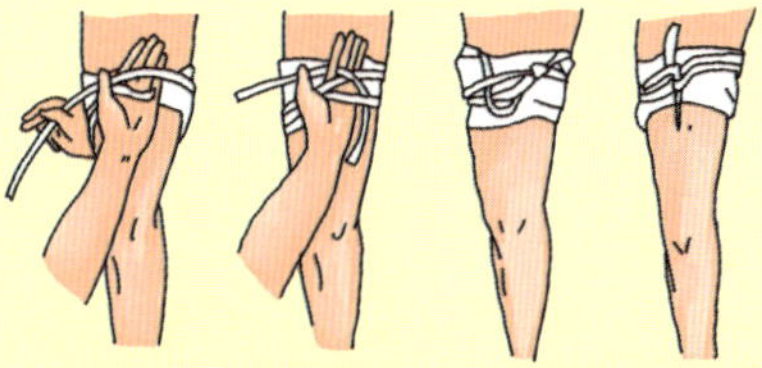

止血带止血

需注意：止血带不宜过紧，以免造成组织损伤或神经受压。对上肢进行止血，一般需要将止血带扎在上臂的中上1/3处；对下肢进行止血，一般要将止血带扎在大腿中段，需在结扎部位先垫一块厚的敷料。扎止血带的松紧度以受伤位置远端的动脉搏动消失为宜。原则上包扎时间不要超过1小时。如果需要长时间止血，应每隔半小时松解止血带半分钟，同时记录松解止血带的时间。

异物插入肢体后，应该怎么办呢？

答

如果发生异物插入肢体的情况，不要尝试拔出异物，因为拔出异物容易引起二次损伤。应立即拨打120，告知受伤情况及所在地址，以便急救人员迅速赶到现场。同时，可以使用干净的纱布或布料对伤口周围进行固定，以减少异物移动，避免进一步损伤。如果伤口出血，可以尝试用干净的纱布或布料轻轻压迫伤口，以控制出血。但要注意，不要过度用力，以免造成再次伤害。在处理过程中，尽量避免直接触碰伤口或异物，以降低感染的风险。

异物插入肢体属于比较严重的损伤，且容易出现感染、休克、大出血等情况，应尽快到正规的医院进行治疗。

运动时如何避免骨折呢？

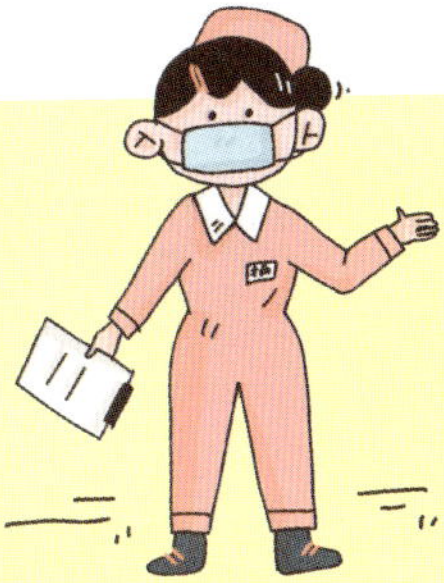

答

骨折是一种常见的运动损伤。为了保障健康和安全，我们在运动前应了解并掌握以下几点避免骨折的方法和技巧。

选择合适的运动场地：尽量选择平整、干燥、无障碍物的场地进行运动，避免在湿滑、不平整或过于拥挤的场地进行运动，确保场地安全。

做好热身运动：在运动之前做好热身运动，可以提高软组织的弹性和伸展性，促进关节滑膜分泌润滑液，起到润滑作用，保护软骨，避免磨损。

穿着防护装备：穿着适当的防护装备，可以有效降低骨折的风险。例如，打篮球时应佩戴护腕、护膝等；踢足球时应穿着专业的足球鞋并佩戴护腿板；滑雪时应佩戴头盔、护背等。这些装备能够有效地分散冲击力，减少骨折的可能性。

注意运动强度：根据自身的体能状况和健康状况制订运动计划，避免过度劳累和剧烈运动。在运动过程中注意调整节奏和强度，避免长时间进行高强度运动。

运动时注意安全：不随意做危险动作。若进行高难度运动项目，请在专业人员指导下进行，专业人员可提供正确的运动姿势和技巧。

疲劳性骨折的特点有：

1

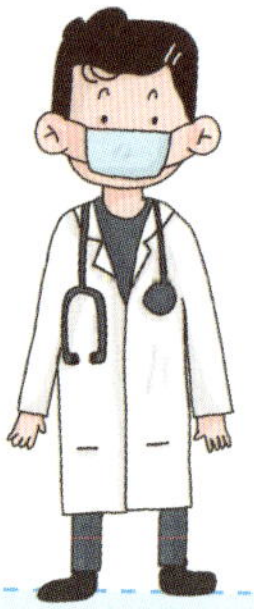

在同样的训练强度下，女性发生疲劳性骨折的概率是男性的10倍。

骨头会『累断』吗？

答

会的。

许多人都觉得外力作用才会导致骨折，殊不知还有一种没有明确外伤的骨折，称为疲劳性骨折。当身体某个部位骨骼受到较长时间反复、集中的轻微外力后，发生极其轻微的骨折，机体随即进行修复，在修复过程中若继续受到外力的作用，则又会发生轻微骨折，出现“骨折—修复—再骨折—再修复”这样一种反复的过程。当修复速度落后于骨折速度时，最终会造成疲劳性骨折。

2

表现为局部持续疼痛，休息后减轻，活动后加重，患处多有轻度肿胀、压痛或叩击痛，有时在肢体上可触及硬包块。

3

常发生于跖骨和胫骨上1/3处，还见于股骨、腓骨、肋骨、趾骨、肱骨等部位。

疲劳性骨折的预防方法：进行合理运动及训练。运动要循序渐进，量力而行，避免极限运动。锻炼时要根据自己的体质掌握好运动量和运动方法。运动前要做好充分的热身活动，掌握运动要领。运动时要穿弹性运动鞋，避免在过硬的场地进行跑跳运动。一旦出现较长时间不能缓解的疼痛，应及时就医。

抖腿会导致骨折吗？

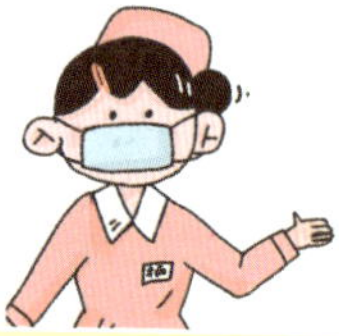

答

对于一般人而言，抖腿的行为并不会产生足够的冲击或压力导致骨折。然而，对于某些特定的人群，如存在严重骨质疏松症的患者或已有骨骼损伤的人，他们的骨骼较为脆弱，抖腿可能会增加骨折的风险。

因此，为了保持骨骼的健康，应避免频繁地做抖腿动作。

崴脚就骨折的可能性大吗？

答

崴脚就骨折的可能性大小取决于多种因素，包括受伤时的力度、角度、个人的骨骼状况，以及是否患有影响骨骼强度的疾病等。

如果崴脚时力量不大，并且没有骨质疏松症，那么骨折的可能性相对较小。反之，如果崴脚时力量比较大，又患有骨质疏松症，就比较容易导致骨折。

所以保持骨骼健康、注意运动安全、避免过度用力等是预防骨折的关键。

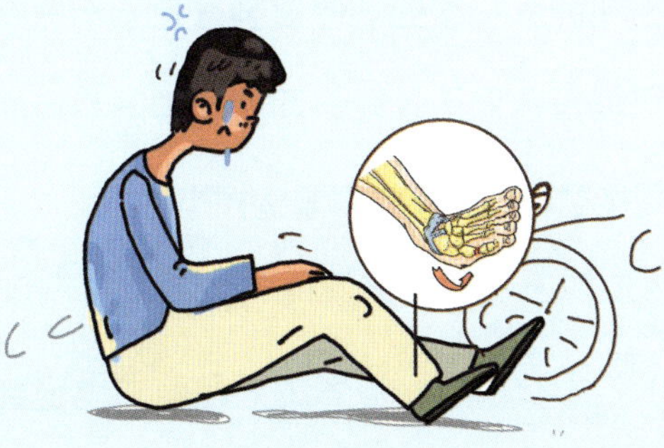

怎样初步判断崴脚后的受伤程度呢？

答

崴脚后，损伤程度的初步判断主要基于以下几个方面的观察和分析。

疼痛程度：关注伤者的疼痛感受。如果疼痛较为轻微，可能只是软组织受到了一定的损伤。如果疼痛剧烈且持续，可能是韧带撕裂或踝关节骨折的征兆。

肿胀和瘀血情况：观察崴脚部位是否出现肿胀和瘀血。轻度肿胀且无明显瘀血可能表示损伤较轻，而明显肿胀和瘀血则可能意味着有较为严重的损伤。

活动能力：患者的活动能力也是判断崴脚严重程度的重要指标。如果患者能够正常行走，活动没有明显受限，那么损伤可能较轻。相反，如果活动受限，甚至无法行走，那么损伤可能较为严重。

听觉线索：在崴脚时听到类似断裂的声音，通常是一个严重的信号，表明可能韧带或骨骼受到了损伤。

以上只是初步判断，通过影像学检查才能准确地判断崴脚的严重程度。X射线检查可以明确判断脚部是否骨折以及骨折的严重程度；CT扫描可以观察骨骼是否出现断裂或错位；磁共振成像（MRI）检查可以判断是否存在韧带损伤或其他软组织损伤。

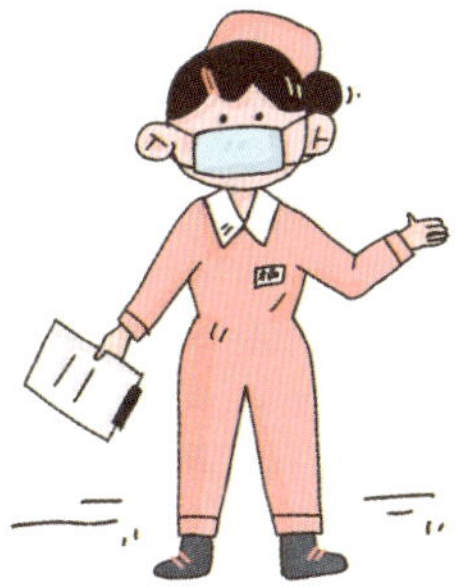

崴脚后未发生骨折应该怎样处理呢

答

崴脚是日常生活中常见的一种意外伤害，崴脚后的正确处理对于减轻症状、促进康复至关重要。崴脚后处理有4个关键步骤。

休息与制动：崴脚后应立即停止活动，避免进一步损伤。可以尝试佩戴护踝或支具辅助制动，以帮助软组织得到修复。

冰敷：在崴脚后的48小时内，应对受伤部位进行冰敷，以减轻肿胀和疼痛。可以用毛巾包裹冰块或装有冰水的矿泉水瓶敷在患处，每次持续15～20分钟，每隔2~3小时重复一次。需注意不要让冰块直接接触皮肤，以防冻伤。

抬高患肢：在休息时，将患肢抬高，有利于血液回流，减轻肿胀。可以用枕头或被子垫高患肢，使其高于心脏水平15～30cm。

加压包扎：使用弹力绷带等对扭伤部位进行加压包扎，可以减少出血和渗出，缓解肿胀和疼痛。但包扎不宜过紧，以免影响血液循环。

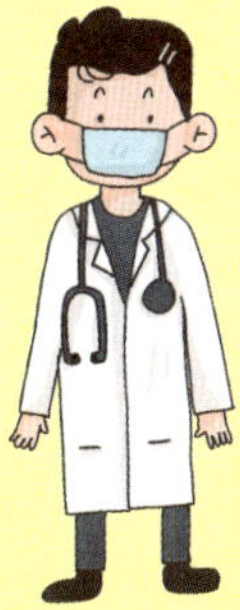

如何预防崴脚呢？

答

在日常生活中，可以采取以下措施预防崴脚。

选择合适的鞋子：确保鞋子合脚、稳定且有足够的支撑。避免穿过高的高跟鞋。

充分热身：在运动前进行充分的热身活动，包括拉伸和关节活动，以增加关节的灵活性和增强肌肉的力量。

加强肌肉锻炼：加强小腿和脚部肌肉的锻炼，增强肌肉的力量，提高肌肉的耐力，有助于预防崴脚。

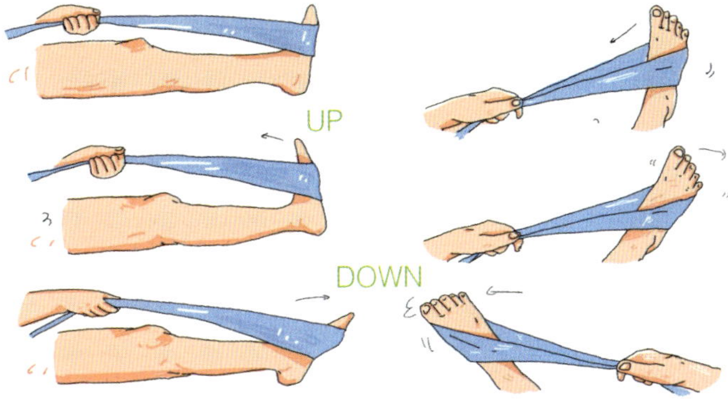

佩戴外部支具或护踝等：通过外固定的方法辅助稳定关节，可防止踝关节扭伤。

做稳定性训练，如平衡训练：双上肢外展90°，单腿支撑站立，坚持一分钟。闭上一只眼睛，双上肢外展90°，单腿支撑站立，坚持一分钟。闭上双眼，双上肢外展90°，单腿支撑站立，坚持一分钟。单腿站立在圆木上，平衡站立，坚持一分钟。注意训练需由易到难，循序渐进。

为什么踝关节容易扭伤呢?

答

踝关节扭伤是体育运动和日常生活中常见的运动损伤之一，占运动损伤的10%～30%。踝关节容易受伤，是由踝关节的功能和解剖结构决定的。踝关节的内外侧韧带在维持关节稳定性方面起着关键作用，但相对而言，外侧韧带较为薄弱，在受到外力作用时容易发生扭伤。引起踝关节扭伤的因素还有以下几个。

运动不当：在进行体育活动或日常活动时，如果运动方式不当或运动强度过大，容易导致踝关节扭伤。例如，在打篮球、踢足球等运动中，频繁的跑动、跳跃和转身等动作都可能增加踝关节扭伤的风险。

路面不平或穿着不当：在行走或跑步时，如果路面不平整或有障碍物，容易使踝关节受到突然的冲击力而发生扭伤。此外，穿着不合适的鞋子或高跟鞋也会增加踝关节扭伤的风险。

肌肉力量和柔韧性不足：如果踝关节周围的肌肉和韧带缺乏足够的力量和柔韧性，就难以有效地保护关节免受损伤。因此，缺乏锻炼或运动前未进行充分热身的人更容易发生踝关节扭伤。

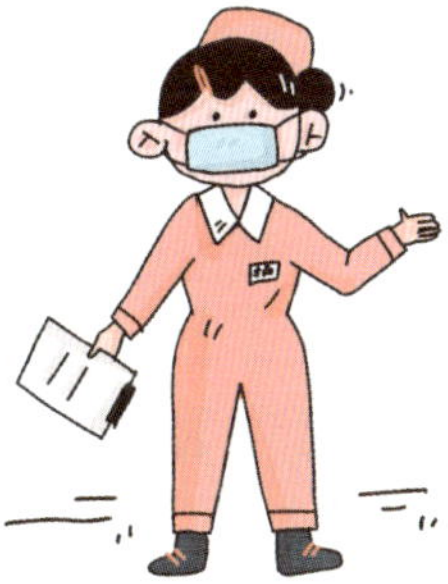

为什么足底（足跟）会剧烈疼痛呢

答

足底剧烈疼痛可能是患有足底筋膜炎。足底筋膜炎又称为跖腱膜炎，是一种发生在足底筋膜（特别是其内侧跟骨结节连接处）的无菌性炎症，是由于足底筋膜的过度负荷、反复微损伤以及长期压力作用引起的，压痛点通常位于足底近足跟处，主要表现为脚跟的疼痛与不适，有时压痛较为剧烈且持续时间较长。这种疼痛在晨起时尤为明显，行走过度时疼痛感会加剧，严重患者在站立休息时也会感到疼痛。

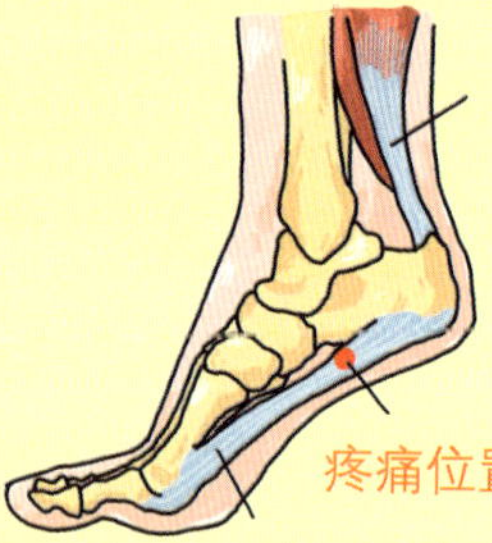

诱发足底筋膜炎的病因多种多样，包括长时间走路、登山健身、徒步旅行等过度活动，以及扁平足、高弓足等足部结构性问题。此外，不合适的穿鞋习惯、长时间站立工作、体重超重、患有糖尿病等因素，以及患者体质和年龄因素也可能诱发或加剧足底筋膜炎。

根据患者的病情程度，采取的治疗方法有所不同。目前，临床上以保守治疗为主，包括口服药物、理疗（冲击波和高频电疗）、热敷、按摩、佩戴功能矫形鞋垫等。若患者经过休息、药物以及理疗等保守治疗仍效果不佳，可考虑进行局部神经阻滞治疗。

绝大多数患者不需要考虑手术治疗，只有在尝试各种保守治疗1年以上无改善且影响生活质量，以及疼痛症状十分严重时才考虑手术。手术方式主要为足底筋膜松解术。

摔伤后，没有骨折但受伤部位仍旧疼痛是怎么回事呢？

答 摔伤后，没有骨折但仍旧感到受伤部位疼痛，可能是由多种原因引起的。

软组织损伤：摔伤可能导致局部软组织（如肌肉、韧带、肌腱等）损伤。这些组织受到撞击或牵拉后可能出现肿胀、出血和疼痛。即使没有骨折，软组织损伤也会引起明显的疼痛。

关节脱位：在某些情况下，摔伤可能导致关节脱位，即关节的稳定结构受到损害，关节面出现异常的对合关系，从而引起剧烈疼痛。

创伤性滑膜炎：在摔伤时，关节内的滑膜可能受到损伤，引发创伤性滑膜炎，导致疼痛。

小腿骨折后出现足下垂的原因可能包括以下几点。

腓总神经受损：因为腓骨和腓总神经在解剖位置上相邻，使得它们在受到外力冲击时容易同时受损。腓总神经主要沿腓骨走行，尤其是在腓骨小头和腓骨颈的部位。这些位置的神经走行表浅且软组织覆盖较少，当发生骨折时，骨折断端可能会直接损伤神经，或由于骨折后的错位和移位而牵拉、压迫神经。腓总神经是控制足部运动的重要神经，一旦受损，可能导致伸趾功能丧失。在严重情况下，还可能出现足下垂畸形，严重影响踝关节的正常功能。

制动时间过长：小腿骨折后，为了促进骨骼的愈合，需要对骨折部位进行制动处理、复位和固定。然而，长时间的制动容易导致关节僵硬和强直。这种影响可能累及脚踝处的关节和肌肉组织，使得脚踝无法正常跖屈和背伸。

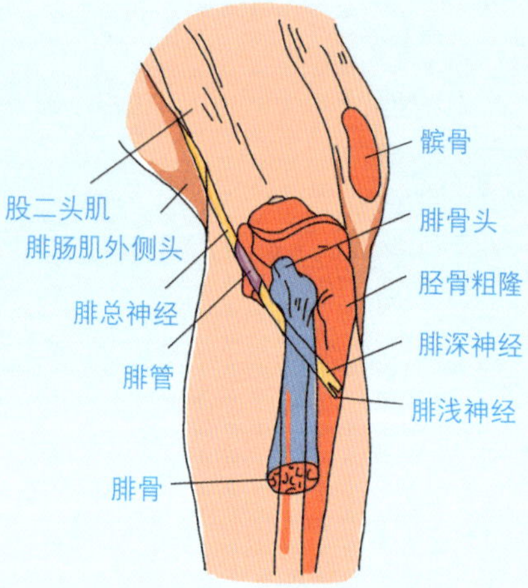

肌肉粘连：骨折后长时间制动还可能导致局部肌肉出现炎症和粘连。这种粘连会使肌肉功能受限，出现硬结、疼痛等症状，导致关节活动受限。踝关节也会因此受累，活动范围减小，表现出足下垂的症状。

此外，肌腱断裂、关节脱位、踝关节骨折等也可能导致足下垂。因此，在小腿骨折后，如果出现足下垂的症状，要及时就医，进行详细检查和诊断，以便得到针对性的治疗。

拇指向外突出畸形是病吗，可以治疗吗

答

大脚趾向外突出的畸形在医学上被称为踇外翻，是一种疾病，它是可防可治的。

踇外翻畸形是足部在第一趾向外侧偏斜，是一种复杂的解剖畸形。踇外翻常见于中老年妇女，有遗传性，最常发生于长时间穿不舒适鞋子的人。不合适的鞋子如尖头皮鞋、高跟鞋等会对拇趾施加异常压力。

治疗方法有保守治疗和手术治疗：保守治疗如理疗、热敷等适用于仅有畸形没有症状或症状较轻的患者。患者应避免对红肿部位进行按摩、揉搓，以减少局部刺激。必要时，可以使用消炎镇痛药物来缓解疼痛。穿着较宽松或露趾的鞋子可减少对内侧突起的摩擦，也可以通过降低对前足的挤压来减轻拇指偏斜程度，延缓其余脚趾畸形的进一步加重。在鞋内放置软垫，可以减轻足底疼痛区域的压

力。应用踇外翻垫、夹板及足趾间垫可暂时缓解疼痛，延缓畸形的加重。

如果保守治疗不能缓解踇外翻畸形的症状，建议行手术矫正畸形。

踇外翻重在预防，预防方法有以下几点。

穿宽松舒适的平底宽头鞋，不穿尖头高跟鞋，因为尖头高跟鞋会对足趾产生更大压力，加重对脚趾的挤压和摩擦，特别是对拇指的挤压和摩擦。穿宽头平底鞋能减轻对足趾的挤压，从而降低畸形的发生率。

进行足部锻炼，如脚趾石头剪刀布、脚趾抓毛巾练习、足底滚球、足部弹力带抗阻训练等。

控制体重和活动强度，避免关节劳损，如长时间站立、行走、踢球、跳舞、爬山等。

定期检查足部，如发现有踇外翻症状，应及时干预。

答

为什么中老年女性比男性更容易骨折？

中老年女性比男性更容易骨折，主要与生理因素有关。

1 在围绝经期和绝经期，雌激素水平下降，骨质流失会加剧，这直接增加了女性骨折的风险。而相同年龄段的男性骨质流失速度相对较慢。

2 围绝经期女性的骨密度通常会降低，使得骨骼更加脆弱，容易发生骨折。相比之下，在相同年龄段男性的骨密度通常较高，骨折的风险相对较低。

3 围绝经期女性常常伴随有骨质疏松的情况。骨质疏松会导致骨骼变薄、变弱，容易发生骨折，特别是在跌倒或受到外力冲击时。所以，中老年女性比男性更容易骨折。

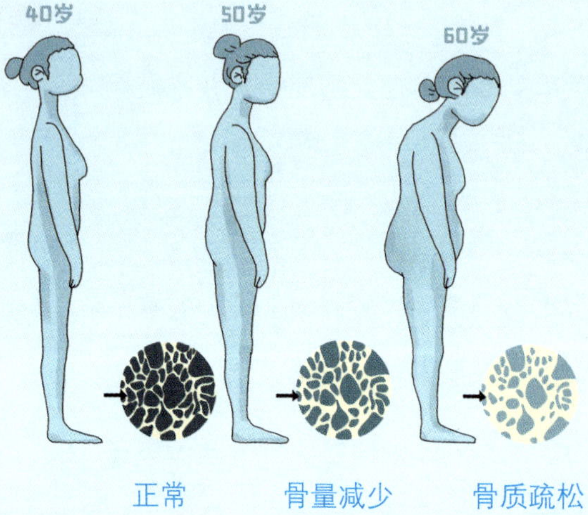

因此，在日常生活中，中老年女性应该注重保持健康的生活方式，包括适量运动、均衡饮食、定期检查骨密度等，以预防骨质疏松症。

如何自我判断肩关节是否脱位呢？

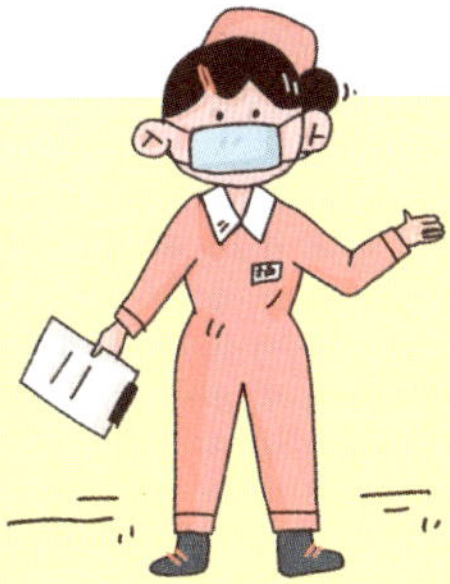

答

肩关节脱位是一种较为严重的运动损伤，通常发生在跌倒、撞击或其他外力作用下。如有以下情况即可判断肩关节脱位了。

1. 伤肩肿胀、疼痛，主动和被动活动受限。

2. 患肢弹性固定于外展位，常以健肢托患肢，头和躯干向患侧倾斜。

3. 肩三角肌塌陷，呈“方肩”畸形，在腋窝、喙突下或锁骨下可触及移位的肱骨头，关节盂空虚。

骨折后需要做哪些检查呢？

答 骨折的检查方法包括两个方面。

1 体格检查

视：检查骨折部位是否有异常，外观是否出现明显畸形。

触：按压骨折部位是否出现明显疼痛和“骨擦音”。

动：活动受伤部位，如果出现异常活动，可能是骨折了。

量：骨折可能引起骨短缩，测量受伤肢体长度并对照健侧肢体，如果发现有短缩畸形，可能是骨折了。

2 辅助检查

X射线检查：作为基础性影像学检查，可以发现绝大多数骨折，并可根据X线片确定手术操作方式。

CT检查：通过横断面可发现X线片难以确认的骨折。

磁共振成像（MRI）检查：脊柱骨折通常需采用磁共振成像检查，这样既有助于发现骨折，又可以观察脊髓神经是否受损等。

四肢骨折后为什么要抬高患肢呢

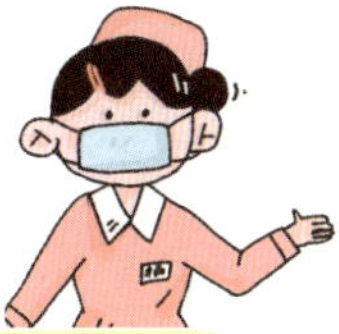

四肢骨折后应抬高患肢，以促进静脉和淋巴回流，减轻肿胀。

原则上，患肢抬高的程度是高于心脏水平15~30cm。患者可以根据自身情况进行调节。

答

四肢骨折后怎么还会起水疱呢

部分患者四肢骨折后，患肢会迅速肿胀，甚至肿胀的肢体皮肤表面会出现水疱。很多患者会觉得奇怪："我只是骨折了，皮肤上怎么还会起水疱呢？"下面给大家解答这个疑问。

答

这种水疱是由外伤肿胀造成局部张力过大引起的，医学上称为“张力性水疱”，以四肢居多，常见于小腿、前臂、膝、踝、肘、腕关节以及手、足等处，大多在急性损伤后24~48小时出现。骨折发生时，局部软组织（特别是肌肉、皮下组织）也同时受损，出现肿胀。骨折后，局部组织损伤程度不同，压力也不均匀，压力最高处会最先产生张力性水疱。出现水疱提示软组织损伤较重，伤得越重，肿胀越严重，水疱越多。

张力性水疱的处理方法如下。

1 抬高患肢，高于心脏水平15~30cm，以促进静脉和淋巴回流，利于患肢消肿。

2 遵医嘱口服或静脉输注消肿及改善血液循环的药物。

3 水疱一般可以自行吸收，保留疱皮。水疱“皮”是一种良好的天然生物敷料。

骨折后要注意哪些事项呢？

答

骨折后注意事项可分为骨折固定前注意事项和骨折固定后注意事项。

骨折固定前注意事项：患肢制动，避免加重骨折损伤；禁止患肢负重，并局部固定；需尽快送往医院进行复位和固定。如果是脊柱骨折，现场禁忌翻身等行为，需要保持平卧位，并呼叫120，待医生进行专业搬运。

骨折固定后注意事项：骨折固定后康复期间忌油腻、辛辣、生冷等食物；禁烟、禁酒；忌过早负重，必须在医生的指导下进行科学的康复训练，促进骨折愈合及肢体功能的恢复。定期到医院复查。

骨折后康复的注意事项：忌不锻炼，忌过度锻炼，忌无效锻炼（假锻炼）。

骨折后，如何穿脱衣服呢？

答

骨折后，建议患者穿一些痛，同时注意保暖，不要受风寒刺激。根据骨折部位确定穿衣服与脱衣服的顺序和方式。

1 对于四肢骨折的患者：穿衣服时，先穿患肢，再穿健肢；脱衣服时，先脱健肢，再脱患肢。

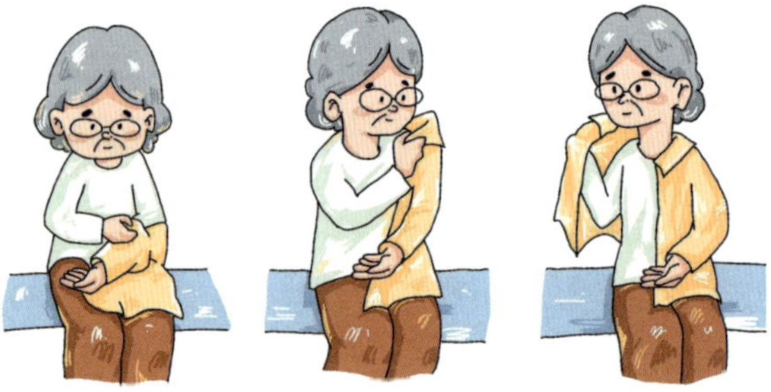

穿衣时先穿患肢

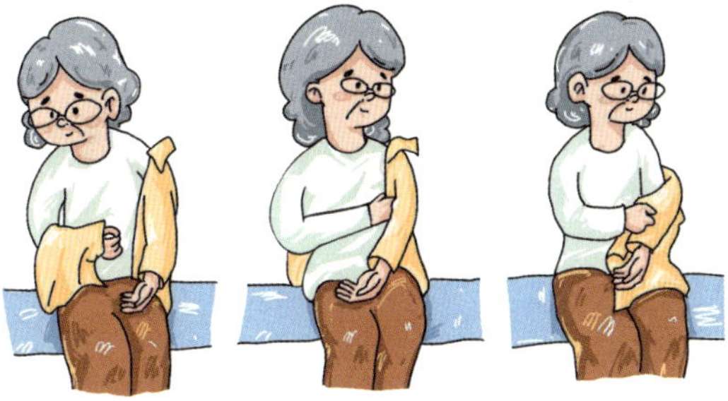

脱衣时先脱健肢

2 对于脊柱骨折的患者：这类患者需要长时间卧床，因此可以选择反穿上衣的方式，不系纽扣，以避免引起局部压力性损伤。同时，裤子的裆部必须宽松，以方便患者使用尿垫等辅助物品。

3 在穿衣服或脱衣服的过程中，动作应尽量轻柔，避免对骨折部位造成二次伤害。如果骨折严重或需要特殊护理，最好在医护人员或家人的协助下完成穿衣服或脱衣服的动作。

何为“人生最后一次骨折”呢

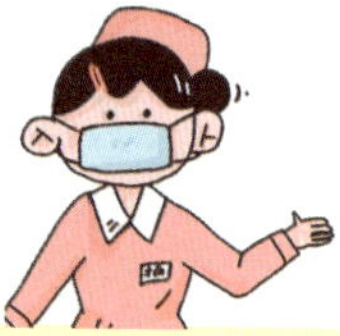

答

老年人身体各器官机能已逐渐衰退，免疫力下降，肌力减退，关节灵活性减弱，心血管系统、呼吸系统等慢性基础性疾病多，一旦发生髋部骨折，其活动能力更差，同时，因病情需要绝对卧床，老年人极其容易发生双下肢深静脉血栓、肺栓塞、肺部感染、尿路感染、压力性损伤等各种并发症甚至死亡。因此老年髋部骨折被称为“人生最后一次骨折”。

骨折后进行石膏固定的目的是什么呢？

答

骨折后进行石膏固定，是为了维持骨折断端的稳定性，为骨愈合提供基本的条件。石膏固定常用于四肢骨折的患者。骨折在复位之后，由于局部不稳定，容易出现再次移位的情况，所以需要用石膏局部固定来限制肢体活动，为骨愈合提供条件。

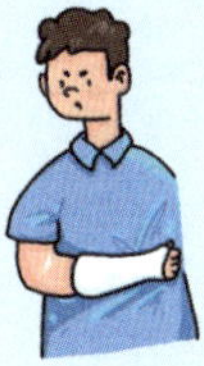

短臂石膏

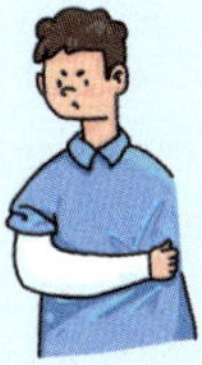

长臂石膏

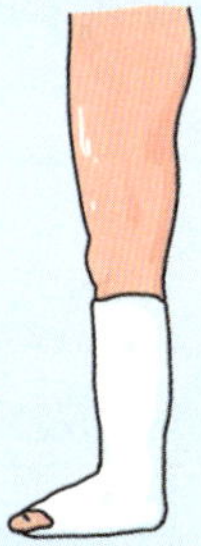

短腿石膏

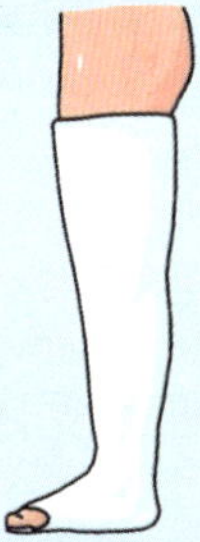

长腿石膏

石膏固定后需要注意什么呢

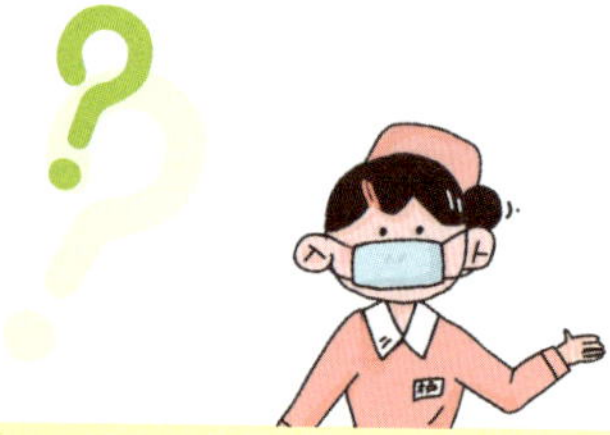

答

石膏固定后有以下注意事项。

1. 在石膏塑形后未干固前，不能用手触碰、按压石膏，以免石膏变形。

2. 石膏固定后要抬高患肢，患肢要高于心脏水平15~30cm。这样有利于血液和淋巴回流，促进消肿。若患肢为上肢，则要悬吊于胸前，尽量不要下垂。

3. 注意观察肢体末梢血液循环，如果有发绀、发冷、剧痛、麻木现象，说明有血液循环障碍，应立即就医。

4 石膏固定期间，未固定的关节可以进行活动，以促进肢体血液循环，防止关节僵硬。

5 注意保持石膏清洁，观察石膏情况。石膏边缘应平整，以免石膏切割伤的发生。若石膏固定后身体有任何不适，应及时到医院就诊。

石膏固定后多久能拆除石膏呢？

答

石膏拆除时间需要根据骨折恢复程度来判断，一般需要4~6周，可以通过X线片复查的情况确定。因为每个人体质不同，受损严重程度不同，恢复时间会有所差异，不要盲目拆除石膏。石膏拆除的具体时间应遵循医生意见。

骨折保守治疗是选择支具还是石膏呢？

答

骨折后行外固定的目的是防止骨折部位出现移位，避免韧带和周围组织进一步拉伤。常用的方法有石膏固定和支具固定。

支具固定：支具轻便、透气性好、舒适度高，可以缓解皮肤瘙痒或者局部不适症状，缺点在于可塑性及稳定性差。

石膏固定：石膏固定的优点在于有一定可塑性，并且牢固程度高，不容易变形，缺点在于不透气，舒适度不高。

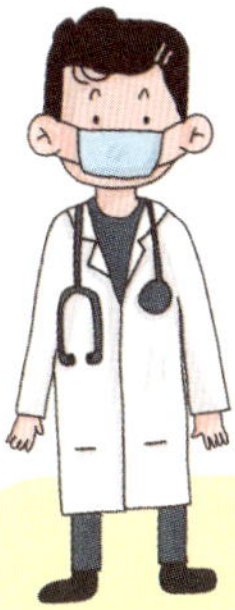

外固定支架治疗时，需要注意什么呢

答

外固定支架在使用过程中需要预防皮肤感染，骨针穿透骨质留在皮肤外，存在感染的可能。感染会导致患处出现淡黄色分泌物、脓性分泌物及皮肤红肿和疼痛。因此，需要保持外固定支架周围皮肤干净，防止污染，降低感染发生率，同时每天观察钉道周围的皮肤情况，一旦发现异常，要及时告知医务人员。

外固定支架的旋钮可能会松动，须每天检查，若发现松动，要及时拧紧。遵医嘱进行康复锻炼，以免发生肌肉萎缩或关节僵硬。

某些部位骨折后为什么要牵引呢？

答

骨折牵引是对抗骨折断端肌肉的牵拉，有利于骨折复位，防止肌肉挛缩。

对抗骨折断端肌肉牵拉：骨折后，骨折端在肌肉收缩牵拉下发生短缩、旋转或成角畸形，容易造成邻近血管、神经损伤，断端的摩擦易引起剧烈疼痛。如股骨下1/3骨折后，骨折远端在腓肠肌的牵拉下向后移位，容易损伤胫后动脉。因此进行远端牵引（如胫骨结节牵引或跟骨牵引），可防止移位损伤，矫正畸形，防止二次损伤。

促进和维持骨折复位：骨折后，局部肌肉受到刺激，产生痉挛，或长时间未治疗发生挛缩硬化，不利于复位，可先给予牵引，松解肌肉，方便医生手法整复骨折，提高手法复位成功率。复位后继续牵引，起到预防再次移位的作用。

防止肌肉挛缩：骨折后形成局部血肿，释放大量炎性因子，骨折断端摩擦引起疼痛等都会引发肌肉痉挛。通过牵引使关节、肌肉处于伸展状态，可预防挛缩。

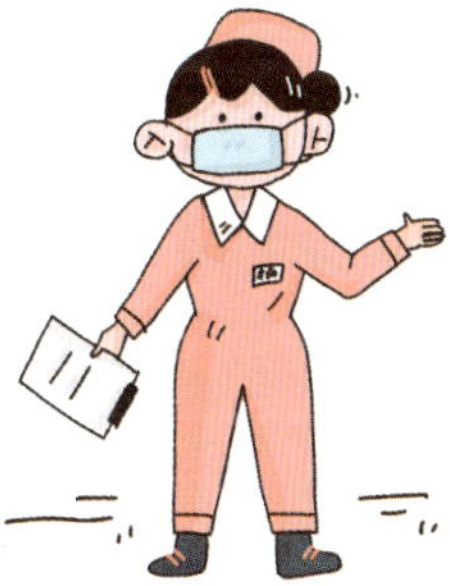

骨折后是行皮牵引还是骨牵引呢？

答

皮牵引是通过牵引带，利用皮肤的张力和摩擦力在局部进行皮肤牵引的方法。骨牵引是通过在胫骨结节、股骨髁、跟骨进行牵引。

皮牵引通常适用于下肢骨折移位较轻的情况，例如大腿、小腿骨折，也适合于年龄较小的儿童患者或者肌肉萎缩、肌肉力量不足的患者。皮牵引简单易行，但是牵引力相对较小，不能矫正过多的重叠移位，且皮肤牵引部位的胶布等外固定材料容易脱落，还可能产生皮肤水疱或者过敏。

骨牵引对于骨盆骨折、髋关节脱位损伤有很好的牵引效果，还能帮助维持下肢的力线。对于颈椎骨骨折，也可以通过颅骨牵引得到很好的疗效。但是骨牵引也存在缺点，如容易发生骨髓炎、感染等。

骨折患者都需要做手术吗？

答

骨折后是否需要做手术，还要看骨折的情况而定。

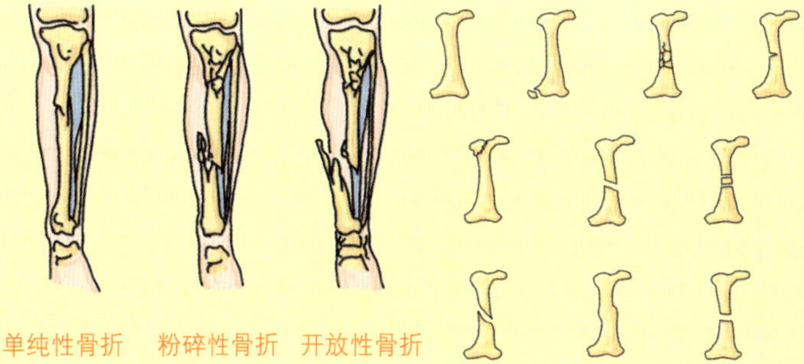

以下情况不需要做手术：线性骨折且骨缝的间隙比较小，对位线良好，可通过非手术治疗，即医生根据情况，通过手法复位，配合石膏或者支具进行外固定。

以下情况需要做手术：不稳定性骨折、严重粉碎性骨折、开放性骨折等，需要尽快就医进行手术治疗，否则会出现严重并发症。

粉碎性骨折一定要做手术吗？

答

粉碎性骨折是骨折的一种类型，是指骨折后形成的碎骨多于两块，通常是由于外伤（如车祸、摔伤等）作用于骨骼而引起的。粉碎性骨折属于不稳定骨折，其治疗原则是复位、固定和康复治疗。

粉碎性骨折是否需要手术治疗，要根据骨折类型、骨折部位、骨折严重程度、患者的年龄以及健康状况等因素综合考虑。有些轻微或者非常小的粉碎性骨折可以采取保守治疗，但对于明显的粉碎性骨折，如骨头断裂严重、碎骨数量较多，通常需要进行手术治疗。除非患者自身情况差、合并其他基础疾病而无法耐受手术时，才采取保守治疗。

膝盖骨折了一定要做手术吗？

答

膝盖骨折涵盖的范围比较大，可以包括髌骨骨折、胫骨平台骨折、股骨髁间骨折等。这些部位的骨折并不须进行手术治疗。对于膝关节周围骨折没有明显移位，比如髌骨没有明显分离、关节面平整、胫骨平台没有明显塌陷的，可以考虑保守治疗，比如用支具、石膏固定等。如果骨折后碎块明显移位，关节面塌陷、劈裂或者合并局部血管、神经损伤的，一般主张进行手术治疗。

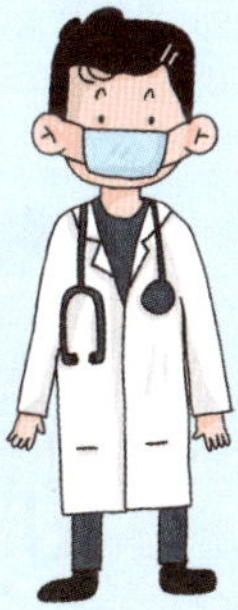

骨折后最佳的手术时机是什么时间？

答

开放性骨折需采取急诊清创处理。如果为闭合性骨折，一般是创伤后6~8个小时内做手术。错过这个时间，则需要等待肿胀消退，5~7天后再手术也是可以的，不要过于担心。

21天是新鲜骨折与陈旧骨折的分界。21天后，硬骨痂开始形成。骨痂不好去除，会影响解剖复位，并且周围组织的粘连机化会使手术难度增加。对大多数骨折来说，21天内做手术，效果差不多。

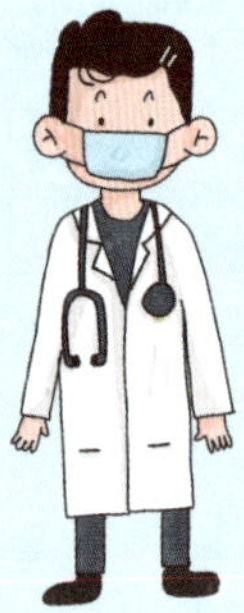

骨折后长期卧床期间，可能会引起哪些并发症呢

答

部分患者骨折后需要长期卧床，而长期卧床会引起一系列并发症。

坠积性肺炎：长期卧床，由于受到体位限制，胸部不易扩张，进入肺部的有效氧气量减少，心肺功能进一步退化，导致呼吸道分泌物难于咳出，从而淤积于中小支气管。中小支气管成为细菌的良好培养基，容易诱发肺部感染性疾病。

压力性损伤：俗称压疮。长期卧床之后血液循环减慢，局部组织长期受压导致持续缺血、缺氧，再加上粪便、尿液、汗液的浸渍，受压处皮肤会出现溃疡或糜烂，合并严重感染可能会危及生命。

深静脉血栓：长期卧床期间，静脉血流缓慢，血液处于高凝状态，血管壁损伤。这三个因素都是形成下肢深静脉血栓的高危因素，严重时可导致肺栓塞，危及生命。

肌肉萎缩及关节僵硬：长期卧床期间，如不进行肌肉和关节活动训练，容易导致废用综合征。

便秘：长期卧床患者运动量少，易引起肠蠕动减慢，水分被过多吸收，导致大便干结。

骨折后为什么要使用抗凝药物呢？

答

骨折患者在术后往往肢体活动不便，且一般会制动，这就导致患者的血液循环速度减慢。同时，骨折还易造成血管损伤和出血。血管内皮损伤会使血管内壁变得不光滑，从而启动凝血机制，造成血液呈高凝状态，容易形成血栓。

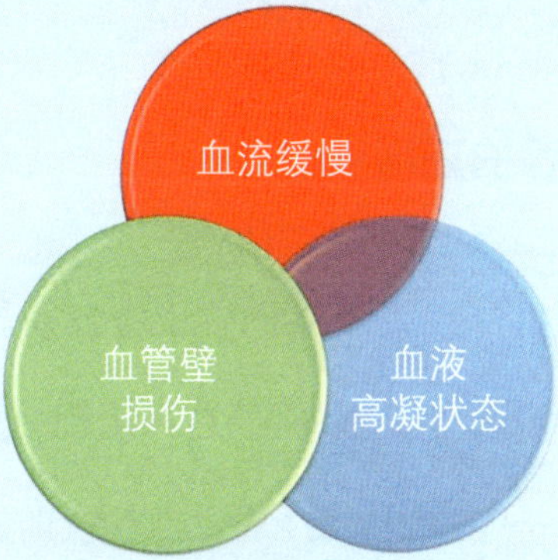

在哪个部位注射抗凝药物好呢?

答

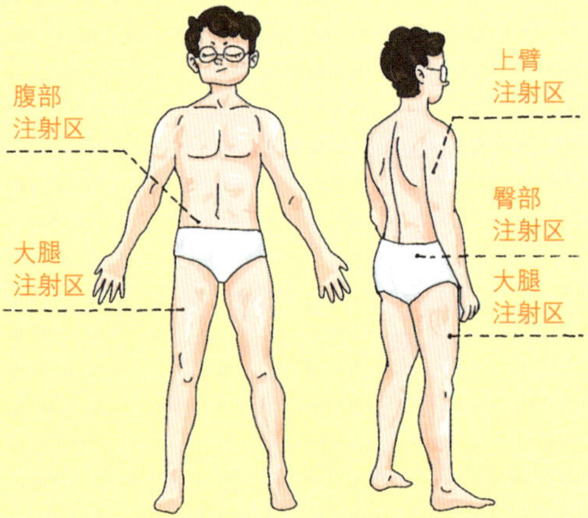

推荐的注射部位

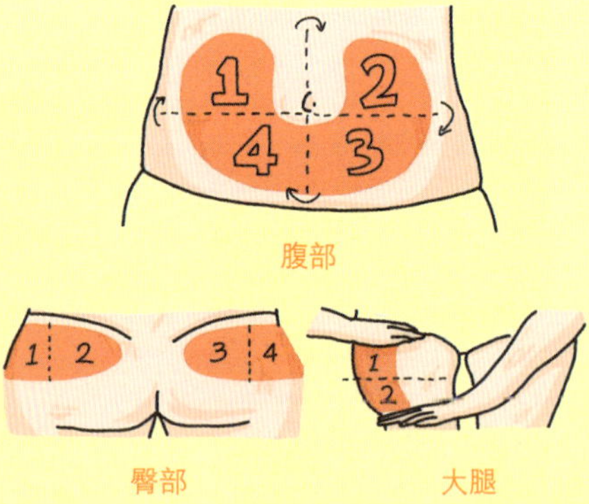

注射部位轮换方案

抗凝药物皮下注射部位选择顺序为：腹部>上臂>大腿>臀部。若长期注射，需要定时轮换部位，防止注射部位产生硬结、皮下瘀血等不良反应。

骨折后什么情况下不能使用抗凝药物呢？

答

1 抗凝药物绝对禁忌证主要包括：蛛网膜下腔出血、颅内出血、出血性脑梗死、恶性肿瘤、动静脉畸形。

2 抗凝药物相对禁忌证主要包括：既往有出血性疾病，2周内有大手术、创伤、活组织检查，产后，严重肝（肾）功能不全。

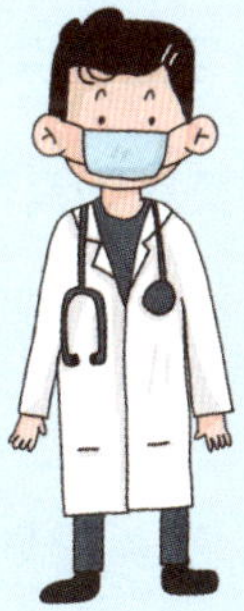

为什么说下肢深静脉血栓是骨折后的『隐形杀手』呢？

答

下肢深静脉血栓通常是指血液在深静脉内不正常凝结引起的静脉回流障碍性疾病，常发生于下肢骨折后。严重时可引起肺动脉栓塞，甚至危及患者生命，故被称为“隐形杀手”。

为什么有些骨折难以愈合呢？

答

骨折不愈合与血液供应不足、骨折端分离以及感染等因素有关。

血液供应不足：骨折部位缺血容易发生缺血性坏死，局部血运异常造成血液循环障碍，影响骨愈合。

骨折端分离：患者内固定或者外固定后骨折端仍存在异常活动，骨折端接触不良，间隙过大，稳定性差，从而影响骨愈合。

感染：骨折端存在感染时，局部化脓，组织坏死，骨折端骨痂破坏和吸收，同时还会影响血管的再生和骨痂的转换，无法形成稳定骨痂，导致骨无法愈合。

全身因素：代谢性疾病、肥胖、吸烟、酗酒、营养不良等，都会影响骨愈合。

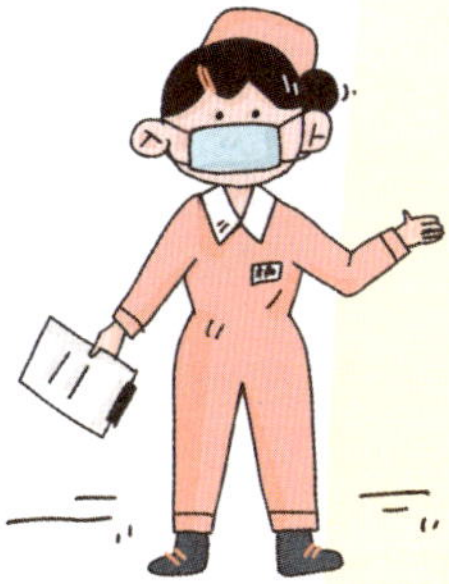

为什么部分小腿骨折后容易形成骨不连呢？

答

部分小腿骨折后容易形成骨不连，主要是由于胫骨中下1/3处血运相对较差，因此胫骨中下1/3处骨折不易愈合。胫骨中下1/3处骨折容易损伤胫骨干的血运，使重要动脉血供受损，仅依靠骨膜的血运为骨折处愈合提供营养，造成胫骨中下1/3处骨折愈合速度比较缓慢，甚至不愈合的情况。这也会使胫骨中下1/3处软组织损伤严重，造成骨膜血运受损，加重骨折不愈合。此外，骨折与软组织损伤严重，容易出现感染，影响骨折愈合，形成骨不连。

固定骨折的钢板等一定要取出来吗

答

中国有句古语：“身体发肤，受之父母。”中国人觉得身体里多个东西总是不舒服，所以很多时候医生都是在患者的要求下“被迫”取出内固定。针对这个问题，我们必须具体问题具体分析。

必须取出的情况：如果患者因为体内的内固定物而出现了较为明显的内固定物并发症，就必须取出内固定物。很多患者一提到“钢板”两个字，就自然而然地认为体内用的东西是铁疙瘩，总是担心时间久了会不会生锈、腐蚀，影响健康。虽然大多数人可以和内固定物和平共处，但是人体个体差异较大，仍然会有一小部分人出现异物排斥反应，表现为皮肤红肿、切口愈合困难、反复破溃等。

如果出现断板断钉、固定部位严重感染等情况，不取出就会加重病情，危害患者的身体健康，在这种情况下，医生会主动建议取出内固定物。

建议取出的情况：对于很多年轻人来说，在以后几十年的岁月里很难保证不受外伤，而一旦受到外伤，很容易出现内固定周围骨折或内固定断裂，此时处理起来将非常困难。另外，年轻人体内长期留存内固定物，在以后的生活中难免遇到做磁共振成像检查、过安检等情况，体内存留的固定物可能会给生活带来不便，因此建议年轻人取出为佳。

对于靠近关节部位的钢板，由于我们对关节功能的要求很高，存留的内固定物有时会影响关节活动。如肩锁关节部位的锁骨钩钢板、脚踝部位的螺钉、手指或者掌骨部位的克氏针等，如果不取出来会影响关节活动。

在身体的一些特殊部位，比如小腿、爱美女性的锁骨处，钢板很容易被触及，不仅摸着不舒服，钢板与皮肤反复摩擦还容易损伤娇嫩的皮肤，甚至造成皮肤破损。在这些情况下，取出钢板对患者更为有利。

建议不取出的情况：如果钢板在体内超过3年，由于体液长年累月对金属的腐蚀，会造成钢板周围结构的改变。在这种情况下，如果强行取出钢板，在取出的过程中由于螺钉和钢板间的吻合关系改变，容易出现螺钉滑丝或者断裂的情况，会大大延长手术时间，增加手术创伤，甚至有手术失败的风险。

对于很多高龄患者来说，如果钢板在体内没有任何不适，取钢板势必会多挨一刀，再吃一分苦头。从患者健康获益度来说，取出钢板就属于不必要的手术了。

体内深部的钢板，比如骨盆钢板，因为位置太深，取出操作创伤大，很容易造成大出血，取出风险非常高。对于脊柱手术用的钢板螺钉，由于部位的特殊性，钉棒系统不仅用于治疗骨折，很多脊柱疾病可以通过钉棒或者其他内固定物增加脊柱力学稳定性，矫正畸形。因此，对于脊柱内固定融合手术，在多数情况下是不需要取出内固定物的。

内固定物取出后患肢多久能负重呢？

答

植入内固定物一年或者一年半，等骨折端完全愈合后拆除内固定物，等待术后伤口部位疼痛减轻（一般1周左右），就可以逐渐下地负重活动，但是一定要避免外伤及过度用力。可以在拐杖或手杖支撑下负重，但不能完全负重。在拆除内固定后，骨骼当中留有内固定钉道，此时骨骼强度相对较小，如果过多负重行走或进行体育运动，容易引起骨骼再次损伤，导致再次骨折。

上肢骨折，例如锁骨骨折内固定物取出后，1个月左右钉道内才会有骨质长入。在这期间，注意胳膊不要提重物，1个月后可以恢复正常活动。如果是下肢骨折，比如股骨干骨折，内固定物取出后至少需要休息1个月，下肢才能恢复正常活动。因为下肢骨头相对比较粗大，内固定物取出以后，骨骼本身的强度会下降得比较厉害，需要一段时间自我恢复。

装了钢板后，能做CT扫描和磁共振成像检查吗？

答 体内的钢板属于金属植入物，一般可以到医院做CT扫描，但植入物可能会引起CT图像伪影，影响医生观察。对于能否做磁共振成像检查需要具体分析。所谓钢板只是统称，有时钢板材质并不一定是钢，有可能是钛或钛合金。钛或钛合金属于非磁性金属，可进行磁共振成像检查。如果钢板材质是铁、钴、镍、锰等磁性金属，就会影响磁共振成像检查。

装了钢板或钢钉，能过境安检吗？

答

大多数安检部门都有专用仪器，能够测出旅客体内的金属是医用钢钉还是钢板。为了以防万一，如果体内存有金属植入物，出行的时候最好随身携带手术记录或者诊断报告等，以便向安检员解释说明。

骨折后需立即使用抗生素吗

答

闭合性骨折如果行保守治疗，不需要使用抗生素。闭合性骨折没有开放的伤口，所以不建议用抗生素治疗，但如需进行手术治疗，则需要使用抗生素。

闭合性骨折手术治疗后，当使用螺钉或钢板等植入物固定骨折部位时，需要使用抗生素。有内固定植入物的手术，应在术后24小时内停用抗生素，不需要长时间使用抗生素。

对于开放性骨折，也要看伤口是否有明确的污染。如果污染程度小或者没有污染，不建议使用抗生素。如果伤口污染程度大且清创难度大，比如伤口里面有沙子或者泥土，在使用抗生素的同时，还需要多次进行伤口清创和换药。如果已经出现骨髓炎的症状，则必须根据伤口、血液等细菌培养结果选用敏感抗生素。

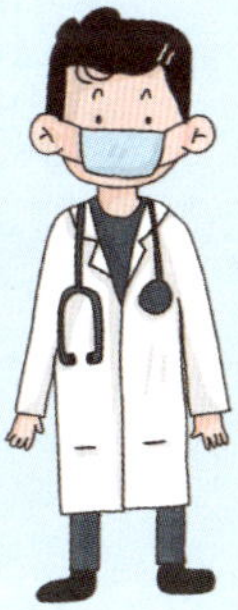

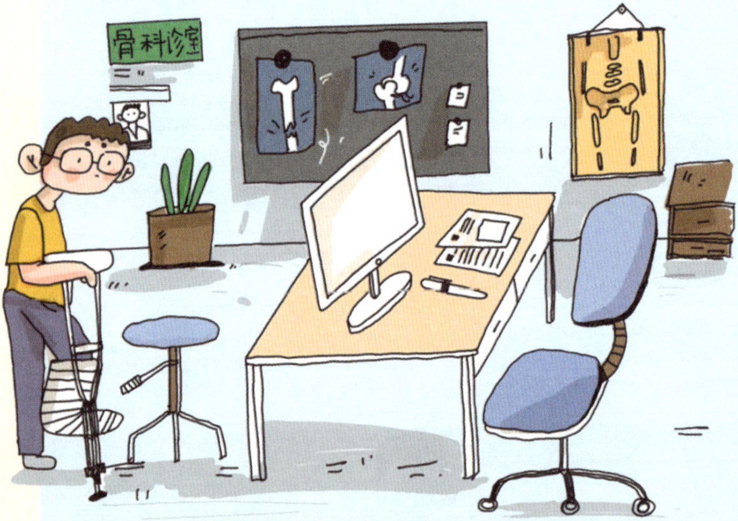
骨科诊室

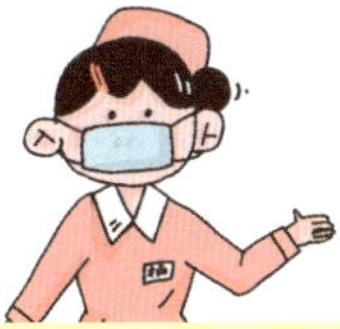

抗生素的使用时间越长越好吗

答

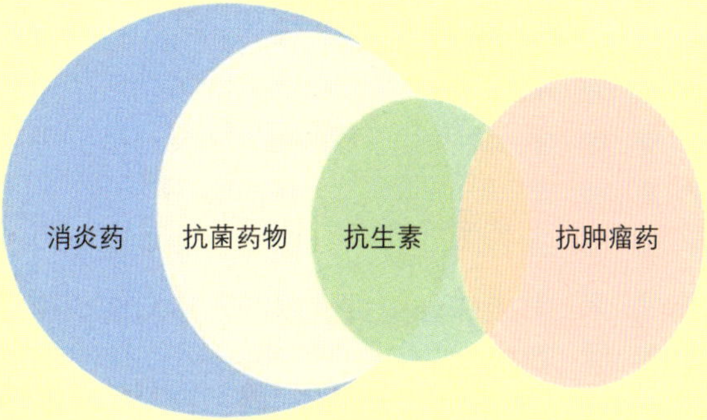

对于没有伤口的闭合性骨折患者，术后抗生素使用时间不超过48小时。对于部分开放性骨折患者来说，如果伤口十分清洁，可以注射2~3天的抗生素预防感染。对于伤口严重污染的开放性骨折患者，或者已经伴有化脓性感染的开放性骨折患者，需要根据临床实际情况进行细菌培养及鉴定，严格规范使用抗生素治疗，并定期换药。还要根据临床症状、体温、血常规、红细胞沉降率等指标的恢复情况，确定使用抗生素的时间。

什么样的骨折容易合并感染呢

答

开放性骨折容易合并感染。感染是指细菌、病毒、真菌、原虫等病原体侵入人体，在人体内生长繁殖，产生毒素，引发机体局部或全身的炎症反应。感染的症状一般表现为局部出现红、肿、热、痛及功能障碍，还可能出现寒战、发热、乏力、呕吐、腹泻等全身表现，严重者可发生感染性休克，危及生命。有下列情况时，骨折容易合并感染。

1 受伤时伤口受到污染，特别容易引起感染，尤其是在夏季。骨折部位有伤口感染，会影响骨折愈合的速度。因此，开放性骨折如果有伤口污染重、软组织损伤重、伤口边缘坏死、肌肉坏死等情况，容易合并感染，表现为表浅感染、深部感染、骨性感染等。

对于开放性骨折，应该立即彻底清创处理。否则坏死组织以及污染组织是细菌的良好培养基，在同样的身体条件下，患者更容易发生感染。

2 骨折急救时错误的包扎方式、包扎过紧会影响血液循环，导致组织坏死，加重感染。

3 患者全身情况差，免疫功能低下，有严重的基础疾病，如糖尿病、血管性疾病等，发生骨折后创口愈合速度慢，骨折合并感染的风险更高。

4 骨折以后，局部会出现血肿。未消肿就进行手术，感染概率也会增加。所以，闭合性骨折患者要等到充分消肿后再进行手术。

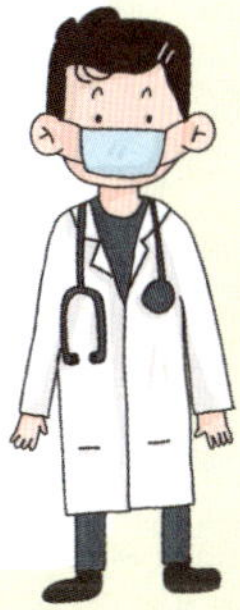

发热一定是切口感染吗？

答

发热是术后最常见的症状。术后发热原因很多，比如切口感染、肺部感染、泌尿系统感染和病毒性感冒等。切口感染可能会引起发热，但并不一定所有患者都会出现发热的症状。术后早期发热，可能为吸收热，多发生在术后1～2天，一般体温不超过38.5℃，可不予处理。当体温高于38.5℃时，可给予物理降温。当物理降温无效或体温超过39℃时可以用药物退热，并做相关检查寻找发热原因。

如果是伤口感染引起的发热，要对伤口进行处理，并适当应用抗菌药物。

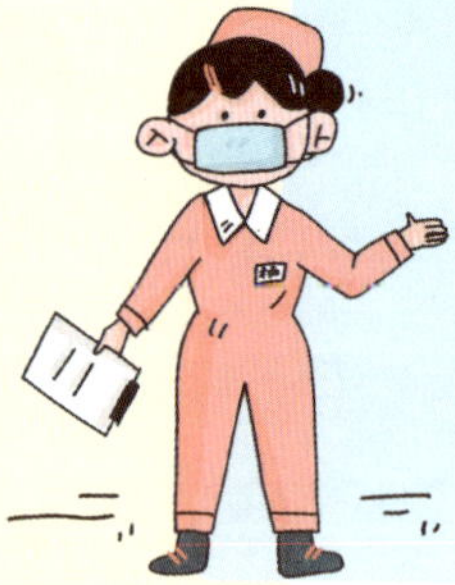

止痛药都会成瘾吗？

答

非阿片类止痛药一般没有成瘾性，但也要在医生的指导下使用，不能随意滥用。阿片类的止痛药是有成瘾性的，需要医生开具处方，患者应严格遵医嘱服用。

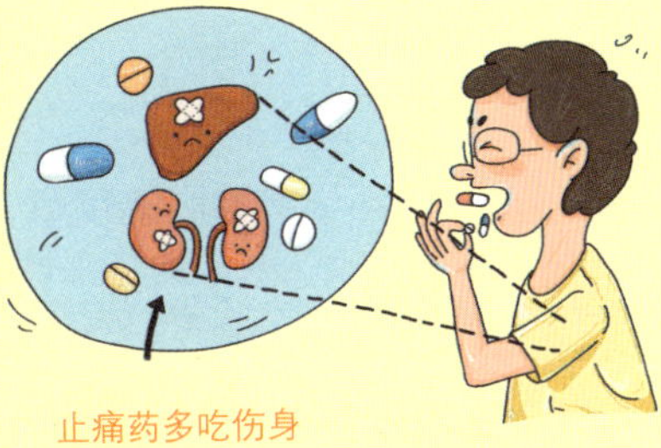

止痛药多吃伤身

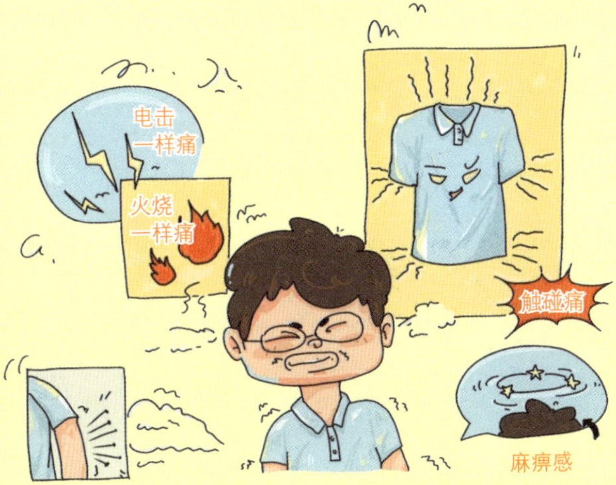

小腿为什么会抽筋呢？

答

相信很多人都有过小腿抽筋的亲身经历，那抽筋是由哪些原因引起的？抽筋时该怎么办？如何预防呢？

抽筋学名为肌肉痉挛，是指肌肉突然不自主地强直收缩的现象，表现为肌肉突然变得很硬，疼痛难忍，可以持续几秒到数十秒，多在游泳、睡觉或剧烈运动时出现。

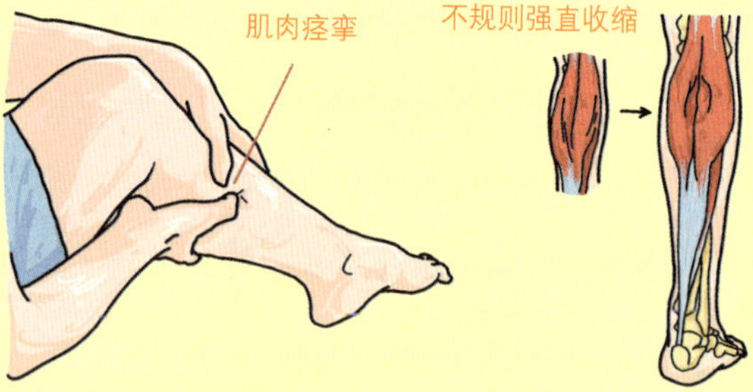

抽筋的原因有很多，常见的小腿抽筋原因有寒冷刺激、肌肉代谢产物堆积、肌肉疲劳、局部肌肉短暂供血不足和缺钙等。腿部经常受凉、经常干重体力活，可能会导致小腿抽筋。建议平时多注意腿部保暖，避免过度劳累。

孕妇腿抽筋的主要原因可能是腿部肌肉负担增加、体内钙与磷比例不平衡、血液循环不良或受凉等。

减轻抽筋疼痛

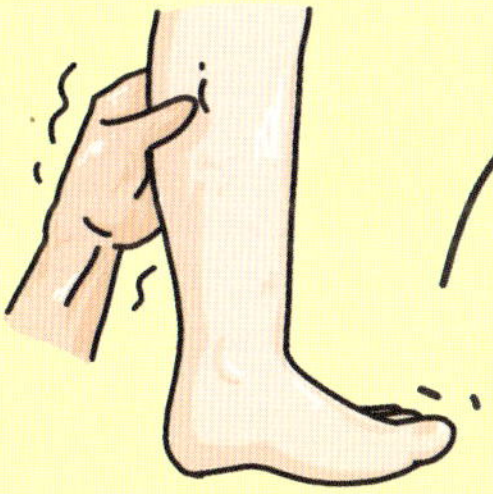

按摩小腿

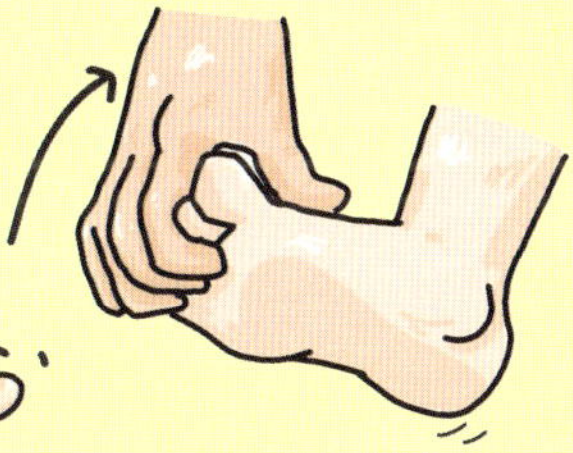

脚趾向上用力

患有心脑血管疾病、高血压、高血脂、糖

尿病者，当出现下肢酸痛、腿抽筋、行走不便等症状时，应该考虑是否有下肢动脉硬化、狭窄或闭塞等原因引起局部肌肉短暂供血不足，导致小腿抽筋。

睡眠姿势不良也会引起小腿抽筋。睡前用热水泡脚15～20分钟，可改善末梢循环，缓解肌肉痉挛。睡觉时要注意腿部保暖。

缺钙者需要在医生的指导下补充钙剂，比如碳酸钙D3咀嚼片、碳酸钙D3片（Ⅱ）、维生素D2乳酸钙片等。

预防小腿抽筋有以下几种方法。

运动前要充分热身。

选择舒适合脚的鞋。

避免小腿过度疲劳。

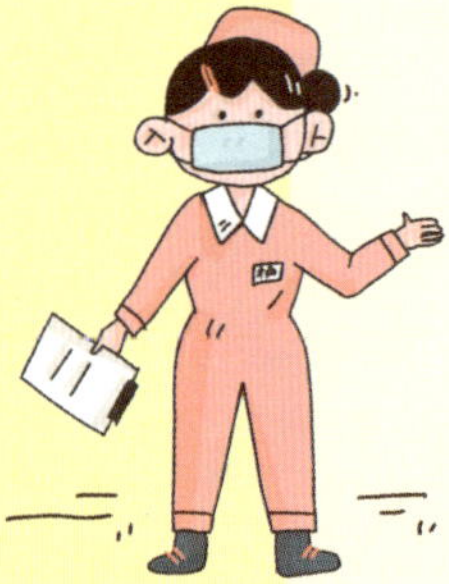

小腿抽筋的处理方法如下。

出现小腿抽筋后，立即坐下或者躺下，把脚顶到旁边的物体上，脚趾尽量往背侧翘，同时脚趾往背侧、往后、往上翘，持续让小腿肌肉牵拉，达到小腿肌肉最长的程度。这样，小腿肌肉就没有收缩的余地，从而缓解小腿抽筋。

可用热毛巾、热水袋外敷于小腿后方，促进肌肉的血液循环，缓解肌肉痉挛。

抽筋后出现疼痛、肿胀等严重症状，以及经常发作且持续时间较长者，应立即就医，排除血管或神经的器质性病变，在医生指导下使用药物治疗。合并其他慢性疾病的中老年人，尤其不可大意。

什么情况下“糖尿病足”需要截肢呢？

答

“糖尿病足”是否需要截肢，需要根据患者病情程度具体分析。目前，临床上使用Wagner分级，将糖尿病足分为0~5级。0级是高危足人群，有溃疡发生的危险因素；1级是皮肤表面溃疡，但是没有感染；2级是出现比较深的溃疡；3级是溃疡已经侵袭到骨组织，出现骨髓炎；4级是出现缺血性溃疡、坏疽、足背发黑；5级是整个足部出现坏疽。

如果发展到4级甚至5级，往往需要截肢，因此，糖尿病患者如果出现足部的伤口或溃疡，应及时到正规医院进行治疗。

为什么截肢后会有“幻肢痛”呢

答

文献报道，50%～80%的患者截肢后会产生幻觉，觉得自己被截除的部位还在，并伴有疼痛感，甚至剧痛。临床上把这种疼痛称为“幻肢痛”。

“幻肢痛”是一种神经病理性疼痛，多为持续性的刀割样痛、针刺样痛、灼痛、麻痛、痒痛、挤压痛或冷痛等。目前，研究人员并不清楚是什么导致幻肢痛的。一种解释是，当脊髓和大脑某些部位的神经失去了来自手臂或腿部发出的信号时，它们就会“重新布线”，会发送疼痛信号。这就是身体感觉到有问题时的典型反应。

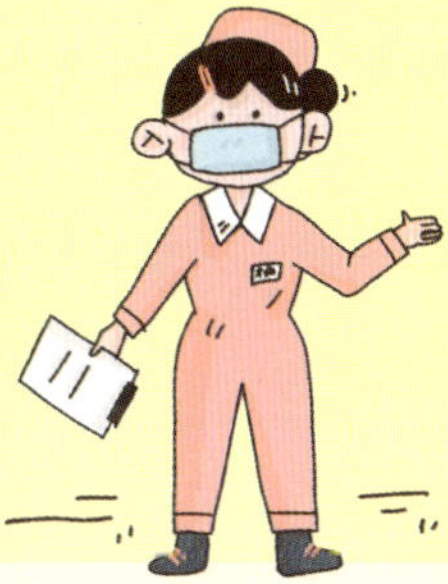

老年人应如何预防跌倒呢

答

老年人预防跌倒的方法有很多，这里主要介绍住院期间及居家期间预防跌倒的方法。

1 住院期间预防跌倒的方法

需要协助时，请按床头呼叫铃。衣裤大小要合适，预防绊倒。保持地面干燥，以防滑倒。活动时，穿防滑鞋。常用物品放于易取处。下床勿翻越床栏。躁动、意识不清时，需拉起床栏，必要时进行约束。在服用安眠药、降压药、降糖药等情况下，应特别注意预防跌倒。行动不便、虚弱、头晕者起床时，先坐在床沿，再慢慢扶着下床。保持室内灯光明亮、通道畅通。高危人群如厕时，需要有人陪伴，遇突发情况，要及时告知医务人员。

预防跌倒十知道

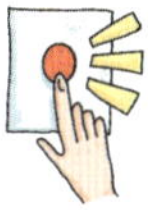

需协助
请按铃

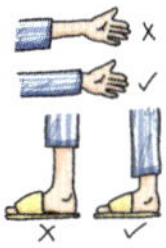

衣裤合适
预防绊倒

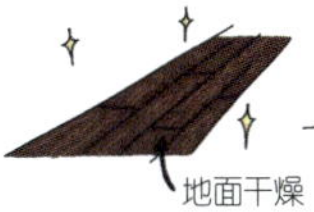

保持地面干燥

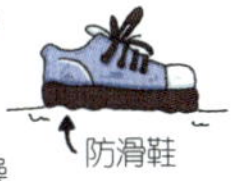

户外活动
穿防滑鞋

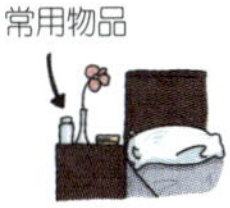

常用物品
放置易取处

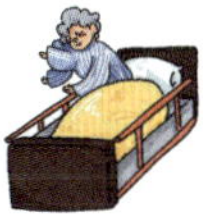

下床勿
翻越床

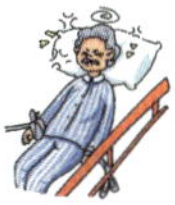

意识不清时
给予束缚

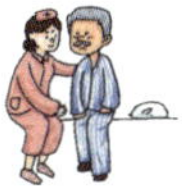

起床先坐在
床沿再起身

保持室内照明

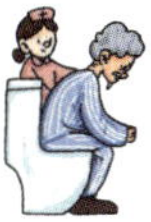

高危人群
需要陪同如厕

2 居家期间预防跌倒的妙招

原木滚动下床法：在床上采取原木滚动的方式翻身至俯卧位，下床时一脚先着地，双手撑于床上，与触地的脚一起用力缓慢站起。在此过程中，把另一只脚也放于地面，直至身体直立，完成下床动作。原木滚动下床法的好处在于减少腰部疼痛，减轻脊柱椎间的压力，减轻腰部肌肉负荷。

下床三个30秒：睡醒后不要着急下床，要在床上平躺30秒至完全清醒；慢慢起身，在床上静坐30秒，再慢慢将双脚移至床沿；慢慢起身，在床边站立30秒。此时如无不适感，就可以正常活动了。

居住环境：家中的照明要适当，不要太亮、刺眼，也不要太暗。地面应保持平整，无水渍，以免滑倒。房间、楼梯、过道等处避免放过多杂物，绳子、电线勿散落地面，防止绊倒。厨房和卫生间是最容易发生跌倒的地方，建议卫生间设置扶手，并放置防滑垫。

着装要求：老年人穿衣以轻、软、稍宽大为宜，裤子选松紧腰的，鞋子选透气、合脚、防滑、有弹性的，不穿拖鞋。

老年人平时应关注基础疾病，养成良好的生活习惯，如有不适，应及时就医。

老年人摔倒后应该如何处理呢？

答

老年人摔倒后，应观察全身情况和局部情况。首先要判断意识状态，询问是否头部受到撞击，检查是否有颅脑外伤。其次要询问肢体活动情况及疼痛部位，询问摔倒的着力部位，有无皮外伤及出血情况，并及时就医。

老年人随着年龄增长，骨量会逐渐流失，骨骼脆性增加，且反应能力下降，在跌倒时应变能力差，容易受伤。跌倒时着地部位不同，受伤程度也不同。

1 髋部着地，易引起髋部骨折，常见的有股骨颈骨折和股骨粗隆间骨折，常见症状有患处疼痛、活动受限、肢体短缩、髋部畸形、皮下瘀血等。

2 臀部着地，如果觉得骶尾部疼痛，且弯腰或活动时疼痛加剧，或腰背部疼痛，要考虑是否有胸腰椎压缩性骨折。

3 手掌或者手肘着地，容易引起腕部或肩部骨折，主要表现为骨折部位疼痛、肿胀、活动受限、出现畸形。

老年人跌倒后出现以上情况，需要立即入院行X射线、CT扫描或者磁共振成像检查，并采取相应的诊疗措施。

答

老年人骨折的手术治疗风险有哪些呢？

老年人骨骼的韧性差，脆性增加，且大部分老年人有骨质疏松症，轻微的外伤即有可能引起骨折。由于年龄大、耐受力下降以及合并心脑血管疾病等因素，骨折后进行手术治疗，风险相对较大。

麻醉风险：老年人的生理功能存在不同程度的衰退，因此在麻醉过程中容易出现心肺功能异常、血压波动等并发症。

手术风险：老年人通常因骨质疏松、骨质量下降等问题，在手术过程中容易出现骨折复位困难、内固定不牢固等情况，这增加了手术难度和风险。术中神经血管损伤，可能会引起肢体血运不佳或者感觉运动丧失的情况。

术后并发症：老年人术后可能出现切口愈合不良、感染、下肢深静脉血栓形成、心脑血管意外等并发症。这些并发症可能导致患者恢复过程延长，甚至危及生命。

虽然老年人接受骨折手术的风险相对较高，但这并不意味着老年人不能接受手术治疗。在决定是否进行手术之前，医生会综合评估老年人的健康状况、骨折类型和手术风险等因素，制订出最适合的治疗方案。同时，老年人及其家属也应该与医生进行充分沟通，了解手术的风险和益处，以便做出明智的决策。

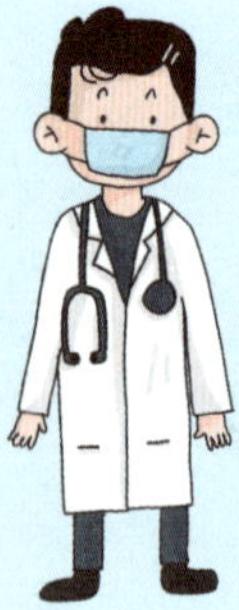

“伤筋动骨”真的需要100天吗

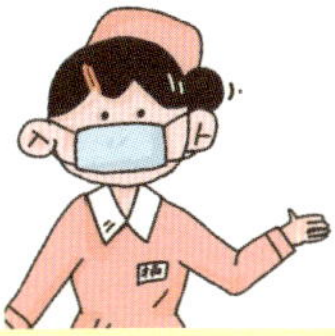

答

“伤筋动骨100天”这话虽具有一定的科学性，但也不全对，因为骨折的具体愈合时间跟患者的年龄、骨折部位、损伤程度、健康状况等有关系。

骨的再生能力很强，骨折完全愈合一般要经历三个阶段：血肿机化演进期（2周）、原始骨痂形成期（4~8周）、骨痂改造塑形期（8~12周）。这个过程一般是3个月，即约100天。

骨折完全愈合的时间并非绝对的。掌骨、指骨、桡骨、锁骨、肱骨等骨折一般在100天内可以临床愈合，而股骨颈骨折的愈合时间一般超过100天。

答

骨折恢复期间，有些人不敢活动，以为不活动会愈合得更快，但事实并非如此。适当锻炼和科学饮食，能够促进骨折部位附近的血管舒张，提高新陈代谢速率，从而达到促进骨恢复的效果。

功能锻炼：在医生的指导下循序渐进地进行锻炼，切忌过量。腿部骨折，可以尝试哑铃、摆臂（3组，每组10~25次，组间休息30秒）等简单的锻炼方法；上肢骨折，可以尝试原地抬腿跑步（3组，每组200~500次，组间休息30秒）、上下蹲（3组，每组10次，组间休息30秒）等运动方式。

以上锻炼方法，不受骨折时间限制，身体条件允许即可。

科学饮食：充足的营养对促进骨愈合也非常重要，应适当补充促进骨质形成的钙和维生素D，可多吃鸡蛋、绿叶蔬菜等维生素D含量高的食物，低盐饮食，不要吃过于油腻的食物。

骨折处愈合后和之前一样坚固吗?

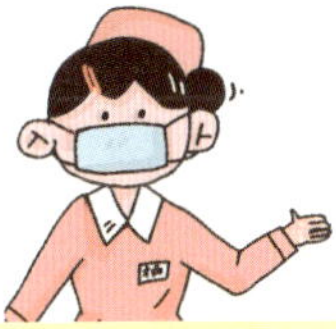

答

骨折后骨痂形成一般需3个月左右，可以恢复到骨骼原来的形状，但骨骼的强硬程度与受伤之前是有差别的，如不注意保护骨折后已经愈合的部位，会有再次骨折的风险。

骨折愈合期患者可以服用钙剂和维生素D等促进骨愈合，更需要积极进行功能锻炼，强壮骨骼。

天气变冷时，旧伤部位为什么会有不适呢？

答

当气温下降时，瘢痕内的血管受到寒冷、潮湿或低气压刺激后持续收缩，使血流减少或流速减慢，局部供血不足会降低瘢痕组织对疼痛的耐受力。瘢痕组织也会因刺激而收缩，对神经纤维产生挤压或牵拉，从而导致旧伤部位疼痛。

因此，如何预防旧伤带来的疼痛显得尤为重要。

1 注意受伤部位防寒保暖，避免伤处受凉。远离湿冷的地方，阴雨天气避免外出，尽量保持居所和活动场所温度、湿度适宜。

2 平时可适当按摩、热敷受伤部位，改善局部血液循环，软化瘢痕，缓解神经压迫症状。

3 出现严重不适时，应及时就医治疗，可遵医嘱外用红花油、伤湿止痛膏等，还可使用超短波、红外线、脉冲电波等物理治疗，以促进局部血液循环，散寒祛湿，缓解症状。

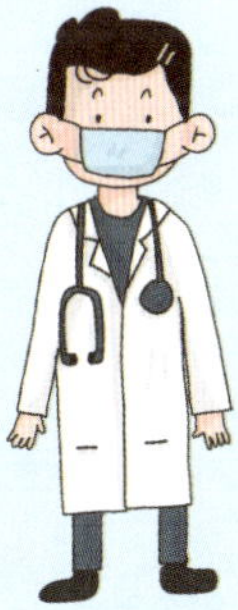

骨折手术当天吃什么比较好呢

答

手术当天可按照手术时间分为术前和术后两个时间节点，饮食建议如下。

术前：相关研究显示，骨折患者术前应禁食。术前禁食时间与食物种类有关，详见下表。

食物种类	建议禁食禁饮时间/h
清饮料（如清水、糖水等，不能含有酒精）	2
牛奶和配方奶	6
淀粉类固体食物（如稀饭、馒头）	6
脂肪类和蛋白类固体食物	8

术后：骨科手术（除脊柱、盆腔手术外）对胃肠道功能影响不大，多数患者返回病房后可饮水或进食少量流质饮食，术后4～6小时即可进软食或普食。

骨折后喝骨头汤是不是越多越好呢？

答

骨折后适量喝骨头汤有一定的帮助，但并不是越多越好。大量饮用骨头汤会使患者的体重在短时间内增加较快，且骨头汤中含嘌呤较高，容易导致尿酸升高，影响人体健康。

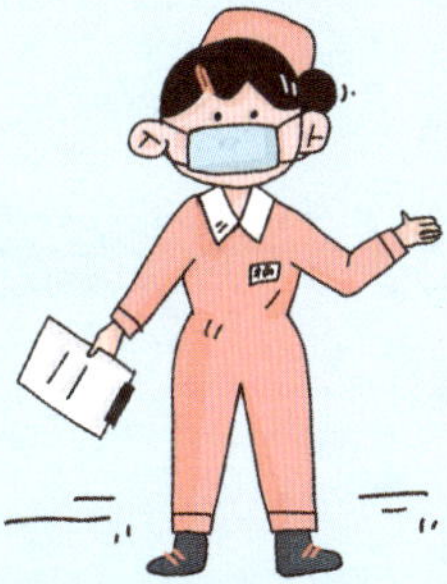

骨折后能吃鸡蛋吗?

答

骨折后可以吃鸡蛋。每日食用1~2个鸡蛋是比较合适的。鸡蛋富含优质蛋白质、脂肪、维生素和矿物质，是营养丰富的食物。鸡蛋中的蛋白质是骨愈合的重要营养素之一，可以促进伤口愈合和组织修复。

蛋黄中含有较高的胆固醇，过量食用可能导致胆固醇摄入过多，增加患心血管疾病的风险。患有高胆固醇、心血管疾病的老年人或其他慢性疾病的人群需要控制食用量。

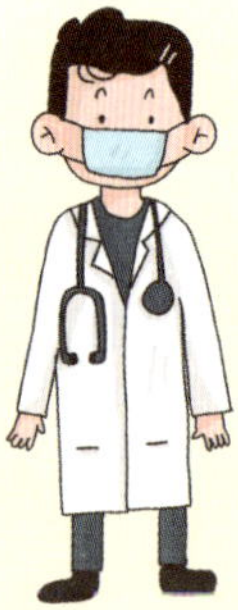

骨折术后一定不能吃“发物”吗

答

骨折术后并不一定不能吃“发物”，因为“发物”这一概念在西医中并不存在。

骨折患者应该注重补充营养，适量食用富含蛋白质、钙、维生素的食物，如鸡蛋、牛奶、鱼类等，可以促进骨愈合。同时，应该避免食用过于辛辣、刺激、油腻的食物，以免影响消化功能和骨愈合。

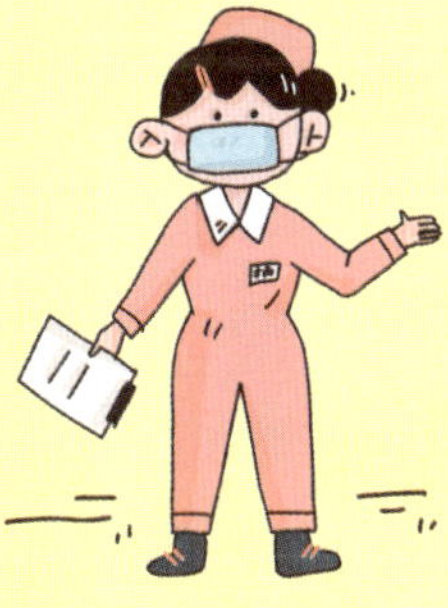

骨折术后多久可以饮酒呢？

答

很多患者关心骨折手术后多久可以饮酒，其实这主要取决于骨折后的恢复情况。骨折手术后，建议在骨未完全恢复之前避免喝酒。因为骨折对周围的软组织、血管等可造成损伤，如果在术后喝酒，可刺激局部血液循环，加重肿胀、疼痛的症状，对骨恢复不利。此外，酒精还会破坏骨折断端的血液循环，引起微血管收缩或血栓形成，使得骨折断端的血供减少或中断，容易引起骨折处延迟愈合，甚至可能会发生骨不愈合。一些患者在术后需配合服用药物治疗，喝酒可能影响药物的效果，甚至与药物发生不良反应。

因此，骨折手术后不宜喝酒，待骨完全愈合后再考虑适量喝酒。

骨折后吃什么好得快呢

答

骨折后，为了促进骨愈合，饮食需要合理搭配。

高蛋白食物：如肉类、蛋类、干果类等富含蛋白质，可以促进骨骼生长和修复。

高钙食物：如鱼类、豆制品、奶制品等富含钙，有助于骨愈合。

富含纤维素和维生素的食物：新鲜的蔬菜和水果，如西红柿、菠菜、西蓝花、猕猴桃、柠檬等，可以提供丰富的纤维素和维生素，增强机体免疫力，促进骨愈合，并预防便秘。

富含锌的食物：如牡蛎、虾皮、紫菜等富含锌，有助于伤口愈合和骨骼生长。

糖尿病合并骨折患者怎样吃才科学呢

答

糖尿病合并骨折患者的饮食需要兼顾控制血糖和促进骨愈合两个方面。

控制总热量摄入：糖尿病患者需要控制总热量摄入，以避免血糖升高。在选择食物时，应注重低热量、高营养的食物，如瘦肉、鱼类、豆类等。

适量摄入优质蛋白质：优质蛋白质有助于骨愈合和肌肉修复。患者可以选择瘦肉、鱼、禽肉、蛋类等动物性食品，以及豆类、豆制品等植物性食品作为优质蛋白质来源。

外出点餐有讲究：仔细看菜单，选择有利健康的食物，多吃蒸、煮、拌的食品，少吃煎、炸、烤的食物。嘱咐厨师少放油、盐、糖，避免甜点和酒水。

每天遵守“12345678”法则：一个鸡蛋，一袋牛奶；二两瘦肉，鱼肉更好；三两豆腐，营养丰富；四两水果，控制少吃；五两主食，粗细搭配；六两蔬菜，适量多吃；七八分饱，效果最好。

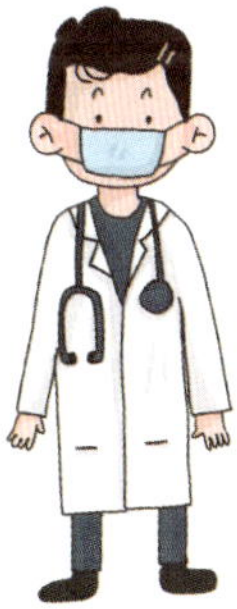

骨折后一定要多补钙吗？

答

骨折后是否要多补钙，需要根据具体情况而定。在骨折发生后，骨折的断端会释放出大量的钙质，同时由于患者长时间卧床及活动受限，很容易造成全身或局部骨骼废用性脱钙。此时，如果再过多地摄入钙，会导致体内钙量超标，可能引起一系列不良后果，如胆石症、尿石症、胃肠道症状等。

因此，骨折后患者应适度补钙，以促进骨骼愈合，但并不是越多越好，应根据具体情况而定。同时，应遵循医生的建议进行补钙和饮食调整。

骨折后一定要戒烟吗？

答

骨折后患者必须禁烟，因为吸烟会直接影响骨的愈合，具体原因如下。

1 香烟中的尼古丁会导致骨折处微小血管痉挛，使得血液流速减慢，血液中的脂质更容易沉积，从而增加血液黏稠度，影响骨愈合的同时，还会增加发生深静脉血栓的风险，甚至危及生命。

2 尼古丁还会影响血液含氧量，导致骨折局部的含氧量不足，影响骨愈合的速度，甚至可能导致骨延迟愈合或不愈合。

3 尼古丁对机体免疫系统会产生负面影响，降低免疫系统的功能，增加细菌和病毒感染的风险。这可能导致骨折部位感染和炎症，进一步影响骨愈合。

骨折后卧床期间怎样预防便秘呢

答

骨折后卧床期间，为了预防便秘，可以采取以下饮食和生活措施。

多喝水：保持充足的水分摄入，有助于软化粪便，预防便秘。

增加膳食纤维的摄入：多吃新鲜蔬菜、水果、全麦面包和谷类食物。这些食物富含膳食纤维，有助于促进肠道蠕动，预防便秘。

饮食要清淡：避免进食过于油腻、辛辣的食物。

定时排便：养成良好的排便习惯，定时排便。

适当的运动：在卧床期间，可以在床上进行适当的活动，如翻身、抬腿、按摩腹部等，有助于促进肠道蠕动，预防便秘。

答 骨折术后多久换一次药呢？

换药频率要根据伤口的类型而定。

常见伤口分为以下几类：Ⅰ类切口（清洁），Ⅱ类切口（可能污染），Ⅲ类切口（污染）。Ⅰ类切口和Ⅱ类切口，换药频率为每3～4天1次；Ⅲ类切口，换药频率为每日1次，甚至每日多次。骨科择期手术的切口，绝大多数都是Ⅰ类切口和Ⅱ类切口。

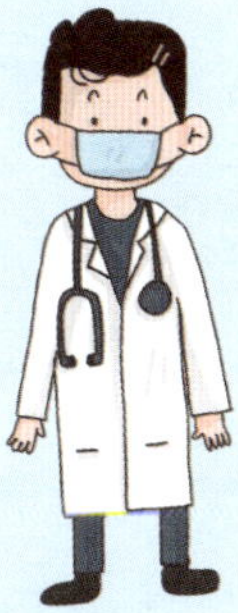

骨折术后什么时候拆线呢？

答

骨折手术后具体多久拆线，需要根据患者的情况进行判断，不能一概而论。如果患者骨折症状比较轻，身体素质比较好，恢复速度比较快，一般14天左右可以拆线。具体拆线时间应遵医嘱。

骨折术后多久可以洗澡呢？

答

骨折手术后，患者洗澡的时间取决于伤口愈合情况。多数患者在手术后2周即可拆线。建议拆线后仍需等待1～2周，直到伤口完全愈合（没有渗出液且痂皮自然脱落）后才能洗澡。

患者在洗澡时要注意保护伤口，避开手术部位的伤口区域，其余部位可以正常洗澡，且不受时间限制，必要时可由家人帮忙。在洗澡时，也可以使用防水敷料或保护膜保护伤口，以避免污染引起感染。如果洗澡过程中不慎打湿伤口，应立即换药，保证伤口处敷料干燥。

骨折术后多久可以下床活动呢？

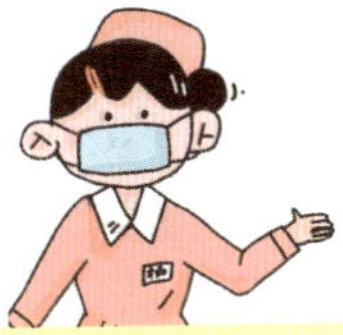

答

骨折手术后可以下床活动的时间取决于骨折的部位。

上肢骨折：当麻醉完全苏醒后，伤口部位疼痛明显减轻或疼痛不明显时，可以在术后当天或第2天下床活动。

下肢骨折或者复杂性骨折（例如骨盆骨折、髋部骨折等）：需要根据严重程度，休息1～3个月才能下床活动。在下床活动前应前往医院做X线片等影像学检查，以判断骨恢复情况，可以在医生指导下进行早期下床活动，避免过早或过晚下床活动影响骨康复。

脊柱骨折：术后下地时间要根据骨折手术的种类以及骨折部位决定。

颈椎骨折术后，若没有神经系统症状，四肢肌力正常，术后2～3天就可以佩戴颈托固定颈椎，下床活动。

胸腰椎骨折微创手术术后1周，可佩戴腰托或腰部支具下床活动；胸腰椎骨折开放性手术后，需卧床2个月左右，待肌肉韧带修复、骨初步愈合后，可佩戴腰托或者支具下床，再逐步过渡到行走。

所以，脊柱骨折术后具体下床活动时间，要结合复查后的X线片和医生的专业指导意见来确定。

答

做好伤口护理：术后应定期更换伤口敷料，保持伤口清洁干燥，避免感染。感染是瘢痕形成的一个重要因素，因此预防感染对减少瘢痕至关重要。

使用祛疤药物：在伤口愈合后，可以使用一些祛疤药物，减少瘢痕的形成和色素沉着，但需在医生指导下使用，避免过敏等不良反应。

避免过度活动：术后在医生的指导下进行循序渐进的康复活动，避免过早活动或过度用力，以减少伤口张力和瘢痕增生的风险。

注意饮食调理：饮食对瘢痕修复也有一定

影响。建议多摄入富含维生素C、维生素E和蛋白质的食物，如新鲜水果、蔬菜、坚果和瘦肉等。这些食物有助于促进伤口愈合。另外，需避免食用光感食物，如芹菜、莴苣、无花果、杧果、扇贝、虾等。

避免阳光直射：术后一段时间内，新生皮肤较为娇嫩，容易受到紫外线的伤害。因此，在伤口完全愈合之前，应尽量避免阳光直射。

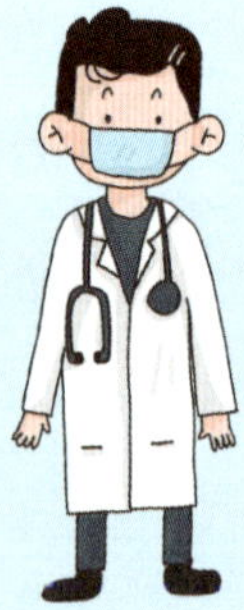

骨折后卧床期间如何正确活动呢？

答

早期功能锻炼（术后第 1～2周）：患者术后麻醉未苏醒前，可进行双下肢向心按摩，促进血液循环，预防下肢深静脉血栓的形成；麻醉苏醒后，可活动趾间关节和跖趾关节，在床上进行膝关节屈伸练习，开始活动范围以30°以内为主，逐日增加活动量。

中期功能锻炼（术后第3～6周）：患者可加强肌肉力量及关节活动度练习，提高关节的控制能力和稳定性。例如膝关节屈曲练习（包括坐位垂腿、仰卧垂腿、坐位抱腿）和直腿抬高练习。

晚期功能锻炼（术后6周以上）：患者应以主动活动为主，强化关节活动度及肌肉力量训练。根据术后复查X线片显示骨骼愈合情况，在医生的指导下鼓励患者逐渐扶双拐下地，患肢从不负重活动向部分负重活动逐步过渡，逐渐增加负重至完全负重。

上肢骨折术后如何进行功能锻炼呢

答

早期：在骨折术后的前2周，可以进行一些简单的活动，如握拳、伸展手指、分指、腕关节屈伸等手术部位邻近关节的屈伸，以促进血液循环和肌肉力量的恢复。

中期：在骨折术后第3～6周，可以适当增加活动量，进行各关节的主被动屈伸练习，如肩关节的前屈、后伸、内收、外展和肘、腕关节的屈伸、旋转等活动，以促进关节功能的恢复。同时可以进行一些抗阻练习，如捏小球、抗阻腕屈伸等，以增强肌肉力量。

后期：在骨折术后6周以上，可以逐渐扩大肌肉和各关节的活动范围，增强活动强度，进行一些更复杂的练习，如肩关节的旋转、肩胛骨的运动等，以全面恢复肩关节的功能。

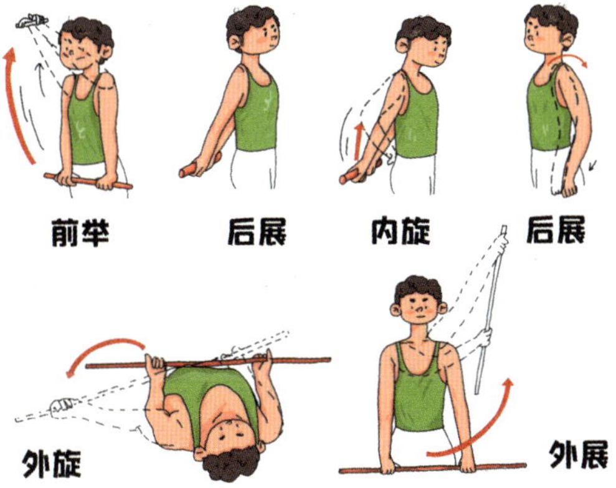

但在锻炼的过程中注意不要过度活动，以不感到疲劳为宜，以免影响骨愈合，同时还要注意保护肩关节，避免再次受伤。

肩关节术后功能锻炼

用手机扫一扫，了解详细介绍

上肢关节运动方法

用手机扫一扫，了解详细介绍

骨盆骨折术后如何进行功能锻炼呢？

答

骨盆骨折术后进行功能锻炼是恢复过程中非常重要的环节。以下是详细步骤。

有效咳嗽

用手机扫一扫，了解详细介绍

腹式呼吸

用手机扫一扫，了解详细介绍

1 术后1～4周

呼吸训练：在卧床期间，患者进行扩胸运动、腹式呼吸及有效咳嗽。腹式呼吸：先进行深而慢的鼻吸气5～6秒，吸气时腹部隆起，屏气2～3秒，再缓慢地缩唇吐气5～6秒，呼气时缓慢收腹，此为一次腹式呼吸。20次腹式呼吸为一组，每日可做5～6组。有效咳嗽：有效咳嗽分为爆发性咳嗽法和分段式咳嗽法。使用爆发性咳嗽法时，先深吸气3～5秒，屏气2～3秒，身体前倾，用力咳嗽时同时收缩腹肌，用手按压上腹部，帮助痰液咳出。使用分段式咳嗽法时，先小口吸气，轻轻咳嗽2～3次将痰液松动，然后逐渐加深吸气，分2～3次短促咳嗽将痰液咳至咽喉处，在吸气末用力时将痰液咳出。腹式呼吸和有效咳嗽能降低坠积性肺炎发病率。

胃肠功能训练：患者在卧床期间以肚脐为中心，沿顺时针方向按摩腹部，多饮水，多吃新鲜水果和蔬菜等，促进胃肠蠕动。

踝泵运动：因为要保持骨盆的严格制动，所以主要是患者主动活动踝关节，通过踝关节的背伸和跖屈，促进肌肉的收缩和舒张，以利于血液循环，预防深静脉血栓。

踝泵运动

用手机扫一扫，了解详细介绍

2 术后5～8周

进行卧位式髋关节被动外展、内收练习。整个练习过程控制在无痛或微痛范围内，先练习髋关节屈伸，再练习内外旋，最后练习外展、内收。

直腿抬高训练：尽量伸直膝关节后直腿抬高至足跟离床，保持5～10秒，可以从40°开始，逐渐增加到70°，每组5～10次，每日2～3组。

直腿抬高锻炼

用手机扫一扫，了解详细介绍

3 术后9～18周

开始负重和平衡练习，包括从拄拐下地不负重练习过渡到负重练习、四方向抬腿练习、微蹲练习和站立式髋关节伸展、屈曲、后伸、外展练习，使机体功能逐渐恢复到正常状态。

4 术后19～24周

患者可完全负重下地走路，但是需要注意循序渐进，以不感到疲劳为宜。患者应逐步负重，平路慢走，进行靠墙滑动练习和走楼梯训练。

1 手术当日可用力、缓慢、尽可能大范围地活动足趾，每组5分钟，每小时1组。直腿抬高训练：尽量伸直膝关节后直腿抬高至足跟离床，保持5～10秒，可以从40°开始，逐渐增加到70°，每组5～10次，每日2～3组，可以增强大腿前后内外侧肌肉力量。

直腿抬高锻炼

用手机扫一扫，了解详细介绍

2 术后1周可进行膝关节弯曲和伸直练习，每次15～20分钟，每日1～2次。因长时间固定膝关节，其活动度会有所下降，故练习初期可能会引起疼痛，坚持练习即可改善。

3 术后3～4周可进行踝关节主动训练，即踝泵运动，每次10～15分钟，每次20～30

组，每日3～4次。训练力度和幅度应遵循循序渐进的原则，以不疲劳为宜。

踝泵运动

用手机扫一扫，了解详细介绍

4 术后5～8周可进行踝关节周围肌肉抗阻训练，包括勾足（足尖向上勾的动作）和绷足（足尖向下踩的动作），每组30次，组间休息30秒，4～6组连续，每日2～3次。

5 术后9～11周可进行静蹲练习，加强腿部力量，每次2分钟，休息5秒，每组5次，每日2～3组。提踵练习，即用足尖站立，每次2分钟，休息5秒，每组5次，每日2～3组，由双足提踵逐渐过渡至单足提踵。但需注意的是，因骨尚未完全愈合，故各项训练应遵循循序渐进的原则，不可勉强或盲目进行。

6 术后12周可以开始由慢走过渡至快走练习。

7 6个月后开始恢复轻体力劳动及运动。

骨折后如何预防肌肉萎缩呢？

答

1 康复训练

上肢：在骨折早期，可以进行一些简单的活动，如握拳、伸展手指、分指、腕关节屈伸等。在后期，可以逐渐增加肌肉、关节的活动范围和强度，进行一些更复杂的练习，如肩关节的旋转、肩胛骨的运动、上臂上举运动及手爬墙练习等。

下肢：可进行踝泵运动、直腿抬高运动等。

踝泵运动

用手机扫一扫，了解详细介绍

直腿抬高锻炼

用手机扫一扫，了解详细介绍

2 物理治疗

电刺激、热疗等物理治疗方法，可以促进血液循环，减轻疼痛，促进肌肉恢复。

3 合理营养摄入

保证摄入充足的蛋白质、维生素和矿物质，以支持肌肉和骨骼的修复过程。

4 定期随访和调整康复计划

出院后1个月、3个月、6个月定期到医院进行随访，评估骨愈合情况和肌肉功能。医生根据评估结果，及时调整康复计划。

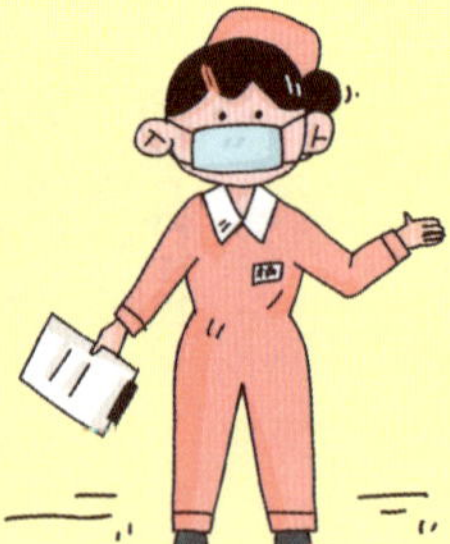

答

肌肉力量（简称肌力）的分级标准分为0～5级，一共6个级别。

0级：肢体完全不能活动，且不能看到肌肉收缩，是完全瘫痪的状态。

1级：肌肉有主动收缩，可见肌肉轻微收缩，但不能引起关节活动。

2级：肢体可以活动，但不能对抗重力，即患者的肢体不能抬离床面。

3级：患者可以对抗重力，但不能对抗阻力。患者患肢一般可以勉强抬离床面，但如果给予一定的阻力，则不能抬离床面。

4级：患者患肢可以抵抗一定的阻力，但不能达到正常肌力水平。例如，抬起患肢的时候给予一定的阻力，可以感觉到患肢有一定的抵抗能力。

5级：正常肌力。

皮瓣术后为什么不能闻烟味呢？

答 皮瓣手术后禁止吸烟，甚至不能闻烟味，具体原因如下。

1 影响皮瓣的成活率

烟草中含有大量的尼古丁，尼古丁会导致血管平滑肌收缩，引发血管痉挛，从而使得血管管腔变得狭窄，血流量减少，影响皮瓣的成活率。

2 增加伤口感染的风险

患者在皮瓣手术后吸烟或被动吸烟，可能会导致尼古丁、焦油等有害物质刺激伤口，从而增加伤口感染的风险。

3 增加伤口瘢痕的风险

皮瓣手术后会在皮肤表面留下创口，

如果患者在皮瓣手术后吸烟，会影响伤口愈合，从而增加伤口瘢痕的风险。

4 增加肺部感染的风险

如果患者在皮瓣手术后吸烟或被动吸烟，会导致有害物质进入肺部，从而增加肺部感染的风险。患者在皮瓣手术后要多饮水，呼吸新鲜空气。

5 增加心脏负担

如果患者在皮瓣手术后吸烟，会导致有害物质进入血液，从而增加心脏负担，严重时还可能造成心肌缺血、心肌梗死等后果。

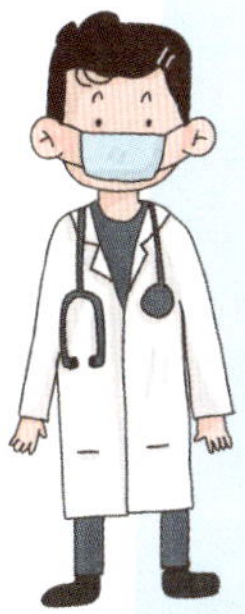

怎么做能提高皮瓣的存活率？

答

环境温度：环境温度控制在20～25℃，严禁主动和被动吸烟，以利于皮瓣的存活。

体位管理及皮瓣颜色：患者术后应绝对卧床，用软枕或专用抬高垫抬高患肢，并高于心脏水平15~30cm，避免患肢剧烈活动，以免影响伤口愈合。密切观察皮瓣的色泽，健康皮瓣颜色红润，色泽稍红于健侧。

密切观察患者的生命体征：血容量不足可引起心输出量减少，导致皮瓣灌注不足，故术后应监测患者的心率、血压、尿量及全身情况，收缩压应该保持在100mmHg以上。

预防感染：术后合理应用抗生素的同时，也要注意保持敷料清洁、干燥，预防感染。一旦感染，将会导致炎症反应，使组织坏死，血管栓塞，影响皮瓣存活。

答

如何护理存活的皮瓣呢？

如何护理存活的皮瓣并确保其良好的功能，可以采取以下措施。

避免剧烈运动：术后早期应避免剧烈运动，以免影响皮瓣的愈合。可进行散步、慢跑、骑自行车等有氧运动。

观察皮瓣颜色：需要密切关注皮瓣的色泽，若出现发黑、发红或苍白的情况，应及时联系医生。

调理饮食：患者应保持营养均衡，多吃富含蛋白质、维生素的食物（如瘦肉、鱼肉、新鲜的水果和蔬菜等），以促进皮瓣的愈合。

保持皮肤清洁、干燥：患者应保持皮肤清洁、干燥，避免感染。

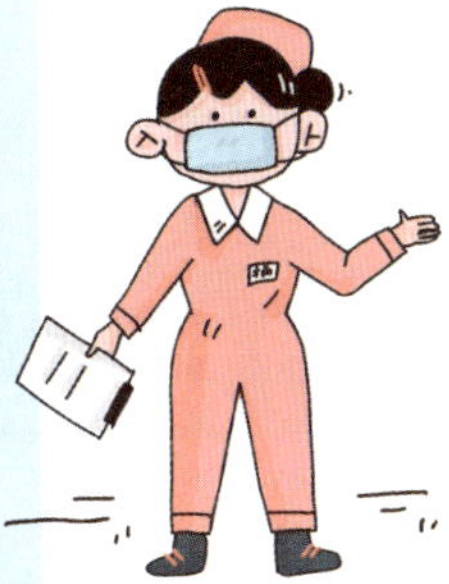

骨折后
如何佩戴上肢支具

答

佩戴步骤：打开支具上所有固定带，将患者上肢置于功能位，肘部屈曲90°。将手肘和肩部紧贴支具最底部放置，注意肩、肘不要戴反。先固定短固定带，再固定长固定带。长固定带需绕过背部，从对侧腋窝穿出，再固定到支具肩部搭扣上，松紧度以能容纳患者2指为宜。

注意事项：穿纯棉宽松开襟衣服并拉平，以增加透气性及舒适度。嘱患者肩膀放松，让肘部支具托着上臂，千万不能耸肩。支具要放置在一个合适的位置，上臂外展，手和胸壁的侧面呈30°～40°。随时注意调节腰带和斜挎肩带的松紧，以维持支具的合适位置。换衣服取下支具时，用健侧手扶患侧胳膊，轻拿轻放，保持位置不变，切记不要移位。穿上衣时应先穿患侧，再穿健侧；脱上衣时应先脱健侧，再脱患侧。支具佩戴时间、关节开始活动时间和活动范围，均需在医生的指导下进行。

上肢支具的佩戴方法

用手机扫一扫，了解详细介绍

骨折后
如何佩戴下肢支具

答

佩戴步骤：打开支具上所有固定带。将足跟紧贴支具最底部放置，固定支具上所有固定带，松紧度以能容纳患者2指为宜。最后调整双侧足背伸角度固定带，根据医嘱调节角度，并将其固定。

注意事项：支具必须在床上佩戴，将支具松紧度调节好后方可下床活动。卧床休息时，可将支具除去。佩戴支具位置要准确，松紧要适度，过紧易出现压力性损伤，过松则达不到制动目的。注意观察支具固定绑带是否牢固、对软组织有无卡压、对皮肤有无摩擦等。观察肢体血液循环变化，疼痛、肿胀、发绀或苍白、末梢麻木、肌肉无力等，常为支具压迫或固定过紧引起，一旦发现，应立即去除支具，并前往医院就医。保证支具有效固定，注意观察矫形支具使用后的治疗效果，以便及时调整或更换支具。注意皮肤的清洁与护理，每日擦洗佩戴支具的患肢，保持皮肤清洁、干燥。

下肢支具的佩戴方法

用手机扫一扫，了解详细介绍

你知道如何拄拐吗？

答

1 拐杖长度和拄拐姿势：站立时支脚垫放置于脚尖前10cm再向外10cm处，拐杖顶端与腋窝间留有5～10cm的间距，手柄高度调整至肘关节屈曲25°～30°。拐杖长度为身高减去40cm。测量方法：平躺仰卧于平坦的垫子上，双脚伸直，自腋窝前皮肤处量到脚跟，再加上5cm。

2 行走步态的选择：四点步态法（右侧拐杖—左脚—左侧拐杖—右脚）适用于双脚可支撑身体部分重量时，为最安全的方法，但速度慢。三点步态法：两侧拐杖—患肢—健肢前进（也可两侧拐杖与患肢同时前进），适用于一脚部分或完全不能支撑身体重量，另一脚可支撑全身重量的患者。患者须具有良好的平衡力及双臂有足够力量支撑身体重量。两点步态法：右侧拐杖与左脚同时向前，左侧拐杖与右脚再向前，适用于双脚可支撑身体部分重量时，如同四点步态，只是速度快了些，适合肌肉协调性好且臂力强的患者使用。

3 注意：持拐是双手用力而不是靠腋窝支撑身体，否则易造成臂丛神经麻痹。持拐行走时，患者首先应站好姿势。患者初次下床持拐行走时，应有家人在一旁指导。

4 定期复查及调整拐杖高度：患者应定期复查和调整拐杖的高度。

拐杖的使用方法

用手机扫一扫，了解详细介绍

骨折后如何使用助行器呢

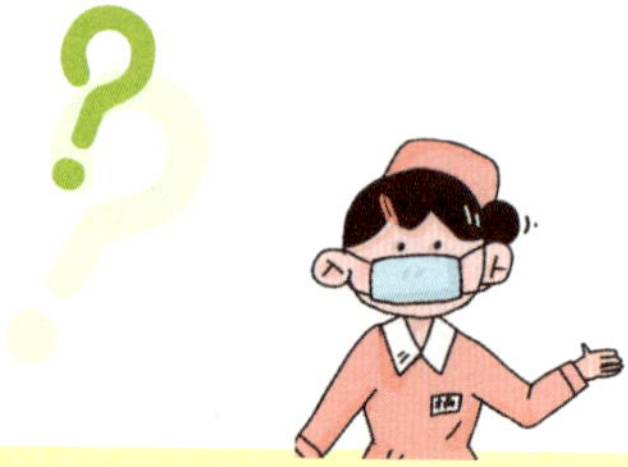

答

评估助行器：检查助行器是否稳定，螺丝有无松动、是否坚固耐用。检查手柄是否固定良好。检查支脚垫是否完好、适用、防滑、耐磨。评估助行器高度时，患者直立于助行器后脚连线中点，双手握住助行器把手，以肘关节屈曲15°～30°的高度为宜。

使用助行器站起：确定椅子或床是否稳定、牢固；将健侧腿支撑在地面上，身体向前移动到椅子或床的边缘；用患侧手握住助行器手柄，健侧手扶住椅子扶手或床沿，两手一起支撑用力，同时健侧腿发力站起。助行器放置在患者正前方，保持重心平稳。

使用助行器行走： 助行器置于患者面前，患者站立于框中，左右两边包围，双手抓扶手向前移动助行器约一步的距离。助行器摆稳后，患者双手握住扶手，患肢向前摆动，重心前移至上臂和患肢。起步时足尖抬高，着地时先足跟后足尖。稳定后移动健侧腿向前一步，可适当落在患肢前方。重复这些步骤，向前行走。

由患肢不负重向负重逐步过渡： 患肢不负重时，患侧肢体向前抬起（若患肢不能负重，则患肢悬空，重心完全放于双上肢），向前移动助行器，同时移动患肢至助行器同一平面，双手支撑助行器，向前移动健侧肢体，落于助行器后腿连线的水平位置中间，如此重复。患肢部分负重时，向前移动助行器，患侧肢体向前移动至助行器的水平线，前足掌踩地，部分支撑，健侧肢体移动至助行器后腿连线的水平位置中间，如此重复。患肢全部负重时，向前移动助行器，患侧肢体向前移动至助行器的水平线，全足掌着地支撑，健侧肢体移动至助行器后腿连线中间的水平位置，如此重复。

使用助行器坐下：移步到待坐椅子或床前，扶住助行器，背对椅子或床，重心放在正常腿上；后移正常腿，使腿后方碰到椅子或床边；患肢略滑向前伸，双手向后扶住床面；家属站于患侧，搂住患者腰部辅助，嘱其慢慢弯曲健侧膝盖，身体坐到椅子或床上；将重心后移，双手撑住床，健侧腿转至床面，同时家属一手扶住患者的腰，一手协助抬起患肢至床面。

助行器的使用方法

用手机扫一扫，了解详细介绍

答

石膏固定后的居家护理要注意哪些事项？

石膏未干固前的护理：未干固的石膏不够坚固，易变形、断裂，也容易受压而产生凹陷，因此需待石膏干固后才能搬动患者。搬动时只能用手掌托起石膏，而不能用手指捏，以免造成石膏凹陷而损伤皮肤。下肢石膏固定后，应抬高患肢，使足跟部悬空；上肢石膏固定后，平躺时应抬高患肢，站立或行走时应使用前臂吊带悬吊。为加快石膏干固，夏季可将石膏暴露在空气中或用电风扇吹，冬天可用烤灯烘烤。照射1～2小时应关灯10～15分钟，以免灼伤患者。

石膏干固后的护理：抬高患肢至高于心脏水平，有助于静脉血液及淋巴回流，减轻患肢肿胀。注意患肢血液循环及运动感觉情况，观察指（趾）皮肤的颜色、温度，并与健侧比较，如有剧痛、麻木、肿胀、发冷、苍白或发绀等，提示血液循环障碍或神经受压。如出现上述症状，石膏托固定者可拆除绷带，并及时到正规医院就医。注意局部压迫症状，可在石膏边缘垫薄海绵或清洁小毛巾。如石膏内局部出现持续性疼痛等任何不适，应及时到正规医院就医。注意保持石膏的清洁，避免被尿液、粪便或食物污染。防止石膏断裂，因为石膏有脆性。活动时注意防止石膏受到撞击，勿对关节处施加成角应力，以防关节部位石膏折断。下肢石膏固定的患肢不可下地，更不可受力，防止石膏松动断裂，如石膏松动，应立即就医。

功能锻炼：患肢未固定的关节均可进行主动活动，如前臂石膏固定者可以进行肘关节、肩关节、指间关节的活动，小腿石膏固定者可以进行膝关节、髋关节、趾间关节的活动等。

按时复查：一般复查时间为石膏固定后1周、4周、8周。如有不适，随时就诊。

外固定支架患者的居家康复护理要注意哪些事项

答

保护外固定支架：外固定支架是患者的外部固定装置，需要特别保护，防止碰撞、刮擦或压迫，以免影响固定效果。同时，不要过度活动和剧烈运动，以免外固定支架移位或松动。

保持清洁：外固定支架及其周围的皮肤要保持清洁、干燥，避免感染。如果发现外固定支架或皮肤有异常情况，应及时就医。

观察肢体情况：要密切观察外固定支架部位的肢体情况，如发现肢体肿胀、疼痛、颜色变化、感觉异常等，应及时就医。

康复训练：患者居家时可以进行适当的康复训练，包括肌肉收缩、关节活动（如踝泵运动、直腿抬高训练）等，以促进肢体功能的恢复。以不疲劳为宜，以免造成损伤。

定期复查：患者需要定期到医院复查，了解骨的愈合情况及固定效果，以便医生及时调整治疗方案。

心理护理：患者可能会因为疼痛、活动受限等原因产生焦虑、抑郁等心理问题。家属应该多陪伴患者，关注患者的心理需求，提供必要的支持与关爱。

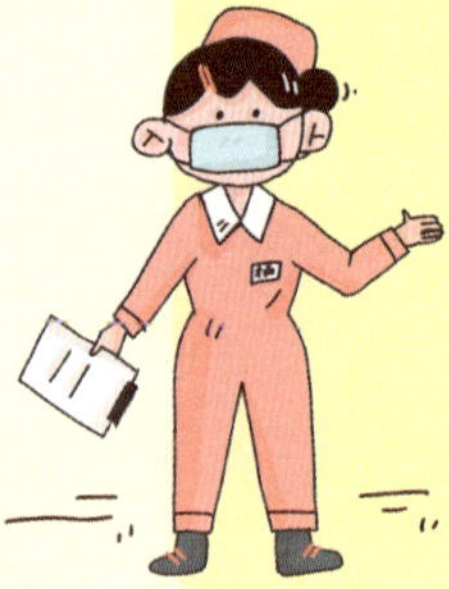

注意休息：老年人应避免剧烈运动，尽量减少不必要的活动，但也不能长期卧床休息，否则易导致肌肉萎缩和肺部感染等并发症的发生。

保持正确的姿势：老年人行全髋关节置换术后，为预防关节脱位，应避免屈髋大于90°（如上身向前弯腰超过90°，或站立时膝关节太高超过髋关节），避免急转身和坐低于60cm的矮凳，不要下蹲穿鞋、袜（需他人协助或使用鞋拔子），忌盘腿、跷二郎腿，以降低人工关节脱位的风险。内固定患者需将患肢抬高，高于心脏水平，以促进静脉血液回流，减轻患肢肿胀。

预防并发症：髋部骨折老年人卧床期间，应保持口腔清洁，每日早晚刷牙，每餐后及时漱口。家属定时协助其翻身、拍背及进行自主咳嗽，鼓励其多饮水（每日1500～2000ml），同时，在医生的许可下，尽早下地活动，以预防坠积性肺炎的发生。保持老年人皮肤清洁、干燥，每日温水擦浴2次。对于翻身困难者，家属需协助其每2小时翻身1次，也可使用水垫、脚/手圈保护受压部位，预防压力性损伤的发生。

心理护理：家属应给予心理支持、关爱和陪伴，关注老年人的心理健康，使其保持积极乐观的心态，增强其康复信心。

定期复查：出院后1个月、3个月、6个月到门诊复查，以后每6～12个月复查一次。有情况随时复诊。

骨折患者回家后总是闷闷不乐怎么办呢？

答

多与他人沟通：患者与家人、朋友或医护人员分享自己的感受和顾虑，有助于减轻心理负担。

寻求心理支持：如果情绪问题严重，可以寻求专业心理工作者的帮助，进行心理疏导。

培养兴趣爱好：在康复期间，可以尝试一些轻松愉快的活动，如听音乐、看电影、阅读等。这有助于转移注意力，缓解负面情绪。

积极配合康复治疗：积极参与康复训练，听从医生的建议，有助于加快康复进度，从而缓解负面情绪。

养成良好的生活习惯：保持良好的作息和饮食习惯，有助于身体健康的恢复，也有助于缓解情绪问题。

家人的陪伴与支持：家人应给予患者足够的空间和时间，倾听患者表达自己的感受、困惑和担忧，协助患者完成一些日常活动，如准备饭菜、打扫卫生等，满足其被需要感。

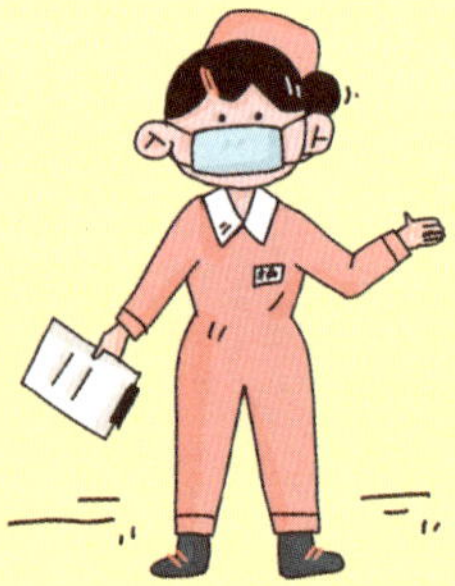

骨折术后多久复查呢？

答

1. 骨折手术后1～3天内应复查X线片，确认骨是否发生移位，内固定有无松动。

2. 骨折手术后1个月左右，复查X线片，查看骨愈合情况，确定是否可以进行下一步功能锻炼。

3. 骨折手术后3个月左右，复查X线片，查看骨是否基本愈合。

4. 骨折手术后6个月左右，复查X线片，查看骨是否基本愈合。